Said Azzoug
Farida Chentli

Goitre Nodulaire

Said Azzoug
Farida Chentli

Goitre Nodulaire

Goitre

Presses Académiques Francophones

Impressum / Mentions légales
Bibliografische Information der Deutschen Nationalbibliothek: Die Deutsche Nationalbibliothek verzeichnet diese Publikation in der Deutschen Nationalbibliografie; detaillierte bibliografische Daten sind im Internet über http://dnb.d-nb.de abrufbar.
Alle in diesem Buch genannten Marken und Produktnamen unterliegen warenzeichen-, marken- oder patentrechtlichem Schutz bzw. sind Warenzeichen oder eingetragene Warenzeichen der jeweiligen Inhaber. Die Wiedergabe von Marken, Produktnamen, Gebrauchsnamen, Handelsnamen, Warenbezeichnungen u.s.w. in diesem Werk berechtigt auch ohne besondere Kennzeichnung nicht zu der Annahme, dass solche Namen im Sinne der Warenzeichen- und Markenschutzgesetzgebung als frei zu betrachten wären und daher von jedermann benutzt werden dürften.

Information bibliographique publiée par la Deutsche Nationalbibliothek: La Deutsche Nationalbibliothek inscrit cette publication à la Deutsche Nationalbibliografie; des données bibliographiques détaillées sont disponibles sur internet à l'adresse http://dnb.d-nb.de.
Toutes marques et noms de produits mentionnés dans ce livre demeurent sous la protection des marques, des marques déposées et des brevets, et sont des marques ou des marques déposées de leurs détenteurs respectifs. L'utilisation des marques, noms de produits, noms communs, noms commerciaux, descriptions de produits, etc, même sans qu'ils soient mentionnés de façon particulière dans ce livre ne signifie en aucune façon que ces noms peuvent être utilisés sans restriction à l'égard de la législation pour la protection des marques et des marques déposées et pourraient donc être utilisés par quiconque.

Coverbild / Photo de couverture: www.ingimage.com

Verlag / Editeur:
Presses Académiques Francophones
ist ein Imprint der / est une marque déposée de
OmniScriptum GmbH & Co. KG
Heinrich-Böcking-Str. 6-8, 66121 Saarbrücken, Deutschland / Allemagne
Email: info@presses-academiques.com

Herstellung: siehe letzte Seite /
Impression: voir la dernière page
ISBN: 978-3-8416-3040-7

Copyright / Droit d'auteur © 2015 OmniScriptum GmbH & Co. KG
Alle Rechte vorbehalten. / Tous droits réservés. Saarbrücken 2015

PATHOGENIE EXPLORATION ET TRAITEMENT DU GOITRE NODULAIRE SIMPLE

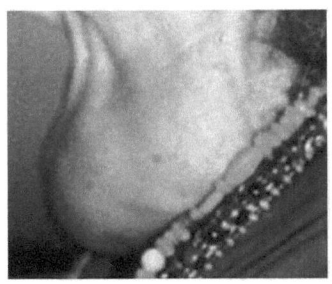

SAID AZZOUG

FARIDA CHENTLI

SOMMAIRE

Introduction	Page 3
Rappel anatomique, embryologique et histologique	Page 4
Rappels physiologiques sur la synthèse et les actions des hormones thyroïdiennes	Page 8
Pathogénie du goitre nodulaire	Page 27
Epidémiologie et histoire naturelle du goitre nodulaire	Page 50
Exploration du goitre nodulaire	Page 52
Traitement du goitre nodulaire simple	Page 74
Conclusion	Page 96
Bibliographie	Page 99

INTRODUCTION

Le goitre nodulaire simple ou euthyroïdien est défini comme une hypertrophie nodulaire de la thyroïde, non inflammatoire, non néoplasique, et sans dysthyroïdie, le nodule thyroïdien est une hypertrophie localisée et circonscrite au sein de la glande thyroïde. Il constitue un motif de consultation très fréquent en endocrinologie notamment dans les pays de carence iodée comme l'Algérie. L'utilisation du sel iodé dans l'alimentation a certes réduit la fréquence des gros goitres nodulaires simples, mais les formes modérées voire infra cliniques, de découverte échographique sont fréquentes. En Algérie, malgré l'iodation du sel alimentaire, devenue obligatoire depuis 1990, le goitre nodulaire simple, même s'il a certainement diminué, reste fréquent.

Le diagnostic du goitre nodulaire est relativement aisé dans la majorité des cas, grâce notamment aux nouvelles méthodes d'explorations radiologiques peu coûteuses et non invasives qui sont venues compléter l'examen clinique, sa prise en charge thérapeutique est par contre controversée.

A travers ce modeste travail nous essayerons après quelques rappels sur la physiologie thyroïdienne de revoir la pathogénie, l'exploration ainsi que le traitement du goitre nodulaire simple.

RAPPEL ANATOMIQUE EMBRYOLOGIQUE ET HISTOLOGIQUE

La glande thyroïde du grec thyros qui veut dire bouclier est une glande endocrine superficielle située au niveau de la partie antérieure du cou en regard des deuxième et troisième anneaux trachéaux.

La glande thyroïde est d'origine endodermique, son ébauche embryologique apparait au cours de la troisième semaine sous forme d'un épaississement médian puis d'une invagination du plancher du pharynx, celui-ci va donner le canal thyréoglosse qui va migrer caudalement, augmente de volume, acquiert la forme bilobée et se localise finalement au niveau de la partie antérieure du cou. Le canal thyréoglosse régressera par la suite, sa partie caudale peut persister constituant le lobe pyramidal. A cette ébauche médiane s'ajoutent les ébauches latérales issues des corps ultimobranchiaux qui dérivent des quatrièmes poches pharyngées et qui donnent les cellules C parafolliculaires **[Figure 1]**.

La glande thyroïde est constituée de deux lobes latéraux réunis par une partie centrale l'isthme duquel nait parfois le lobe pyramidal ou le lobe de Lalouette au niveau de sa partie supérieure **[Figure 2]**. Elle est richement vascularisée par les artères thyroïdiennes supérieure, moyenne et inférieure **[Figure 3]**.

Le drainage lymphatique de la thyroïde est également important, il est assuré par un compartiment central qui comprend les ganglions sus- et sous isthmique, les ganglions récurrentiels et médiastinaux supérieurs et un compartiment latéral qui comprend les chaines jugulaires et les chaines spinales. Les rapports anatomiques de la thyroïde sont importants notamment au niveau de sa face postérieure où elle est en contact avec les nerfs récurrents qui innervent les cordes vocales et les glandes parathyroïdes qui contrôlent le métabolisme phosphocalcique.

Sur le plan histologique, le follicule ou la vésicule est l'unité histologique de base de la thyroïde, de forme sphérique, elle est constituée d'une assise de cellules vésiculaires ou folliculaires avec un pôle basal au contact des vaisseaux sanguins et un pôle apical au contact de la lumière du follicule qui contient la colloïde et où a lieu la synthèse et le stockage des hormones thyroïdiennes. Les cellules C ou cellules parafolliculaires sont le deuxième type de cellules thyroïdiennes, elles constituent moins de 1% des cellules thyroïdiennes, elles sont responsables de la synthèse de calcitonine qui est une hormone hypocalcémiante **[Figure 4]**.

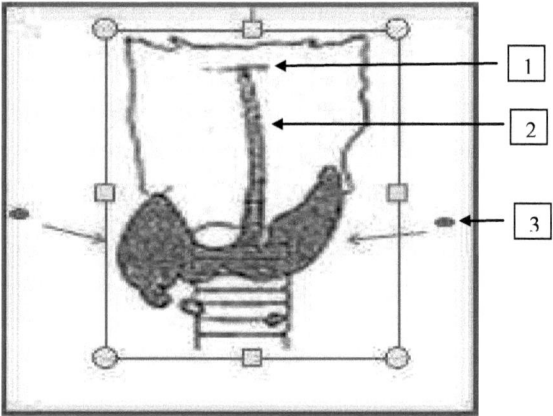

1- Ebauche médiane 2- Canal thyréoglosse 3- Ebauche latérale

Figure 1 : Développement embryonnaire de la thyroïde avec les ébauches médiane et latérale

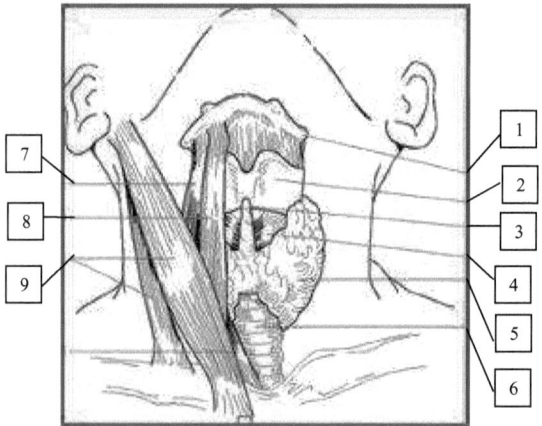

1- Os hyoïde 2- Cartilage thyroïde 3- Lobe pyramidal 4- Muscle cricothyroïde 5- Lobe thyroïdien gauche 6- Trachée 7- Muscle homohyoïdien 8- Muscle Sternohyoïdien 9- Muscle sterno-cleido-mastoïdien

Figure 2 : Anatomie de la glande thyroïde

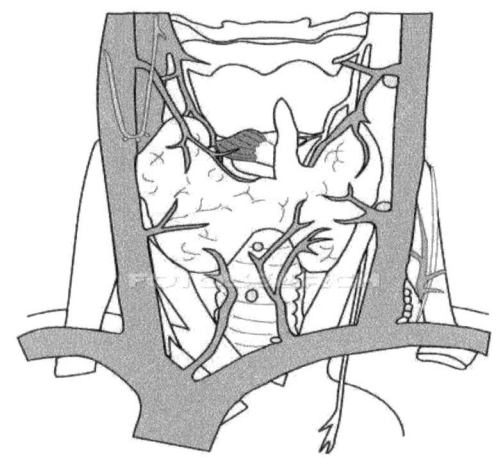

Figure 3 : Vascularisation de la glande thyroïde

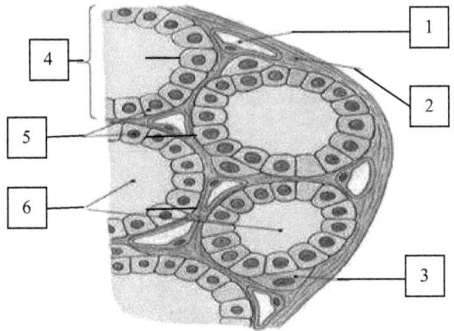

1- Capillaire sanguin 2- Capsule 3- Cellule C para- folliculaire 4- Vésicule thyroïdienne 5- Cellules vésiculaires 6- Colloïde

Figure 4 : Coupe histologique de la thyroïde

RAPPELS PHYSIOLOGIQUES SUR LA SYNTHESE ET LES ACTIONS DES HORMONES THYROIDIENNES

A°/ Synthèse et sécrétion des hormones thyroïdiennes :
La synthèse des hormones thyroïdiennes : thyroxine **(T_4)** et triiodothyronine **(T_3)** par la cellule thyroïdienne est un processus complexe qui se fait en plusieurs étapes.

1. Transport de l'iode :

L'iode est un élément essentiel qui rentre dans la structure des hormones thyroïdiennes (HT). Il est apporté par l'alimentation et absorbé au niveau intestinal sous forme d'iodures. Une partie de l'iode plasmatique provient de la désiodation périphérique des HT **[Figure 5]**. La concentration de l'iode dans la cellule thyroïdienne est 30 à 40 fois plus importante que sa concentration plasmatique. Le transport de l'iode dans la cellule thyroïdienne est ainsi un transport actif qui se fait contre un gradient électrochimique et ceci grâce à une protéine membranaire localisée au niveau du pôle basal : le NIS ou symporteur Iode-Sodium qui transporte 2 ions Na^+ pour un atome d'iodure I^-, le gradient de Na^+ est maintenu grâce à l'activité de la pompe $Na^+ K^+$ ATPase **[Figure 6]**. Au niveau du pôle apical de la cellule thyroïdienne, une seconde protéine transporteuse d'iode : la pendrine va transporter l'iode au niveau de l'interface membrane–colloïde où il va être le substrat de l'hormonosynthèse, une seconde protéine récemment identifiée, appelée le transporteur apical de l'iode peut également faciliter ce processus **[1]**.

2. Oxydation et organification de l'iode :

Au niveau de l'interface membrane apicale-colloïde de la cellule thyroïdienne, l'iode est rapidement oxydé par la thyroperoxydase (TPO), cette oxydation nécessite la présence de H_2O_2 qui est généré par des oxydases NADPH et calcium dépendantes : Duox1 et Duox2 (aussi appelées $THOX_1$ et $THOX_2$) **[2]**. L'iode oxydé est rapidement organifié grâce à sa liaison aux résidus de tyrosine contenus dans la thyroglobuline, formant ainsi les iodotyrosines, cette réaction est également catalysée par la thyroperoxydase [Figure 7].

3. Couplage des iodotyrosines :

Les iodotyrosines : monoiodotyrosine (MIT) et diiodotyrosine (DIT) sont couplées au sein de la thyroglobuline pour former les hormones thyroïdiennes actives : thyroxine (T_4) et triiodothyronine (T_3). Ces réactions de couplage sont activées par la TPO [Figure 8].

La thyroglobuline (Tg) au sein de la quelle ont lieu ces différentes réactions enzymatiques est un homodimère de 666 kd. La Tg contient 134 résidus de tyrosine, 25 à 30 % de ces résidus sont iodés. Cependant seuls les résidus 5, 1290 et 2553 forment la T4 et le résidu 2746 la T_3. En cas d'apport iodé normal, chaque molécule de Tg contient 3 à 4 molécules de T_4 et 0.2 molécule de T_3. La proportion de T_3 augmente tandis que la T_4 baisse en cas de carence iodée.

4. Protéolyse de la thyroglobuline et libération des hormones thyroïdiennes :

La première étape du processus de libération des hormones thyroïdiennes est l'endocytose de la colloïde à partir de la lumière folliculaire par deux mécanismes : macro pinocytose et micro pinocytose.

Les vésicules d'endocytose vont par la suite fusionner avec les lysosomes, la Tg va subir la protéolyse catalysée par la cathepsine D et d'autres protéases.

Les hormones thyroïdiennes T_4 et T_3 sont libérées dans la circulation générale. Les iodotyrosines MIT et DIT vont subir une désiodation intra thyroïdienne grâce à l'action des désiodases ce qui permet le recyclage de l'iode [Figure 9]. La Figure 10 résume le processus d'hormonosynthèse thyroïdienne.

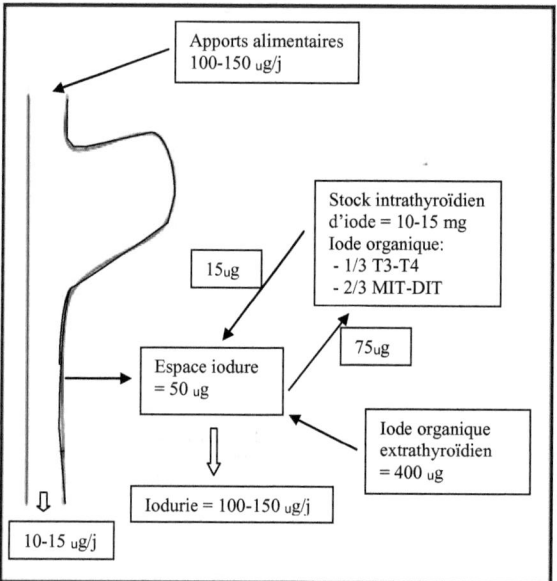

Figure 5 : Bilan de l'iode dans l'organisme

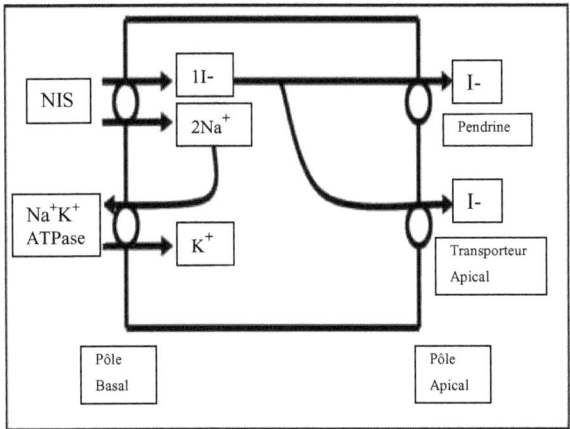

Figure 6 : Transport de l'iode dans la cellule thyroïdienne

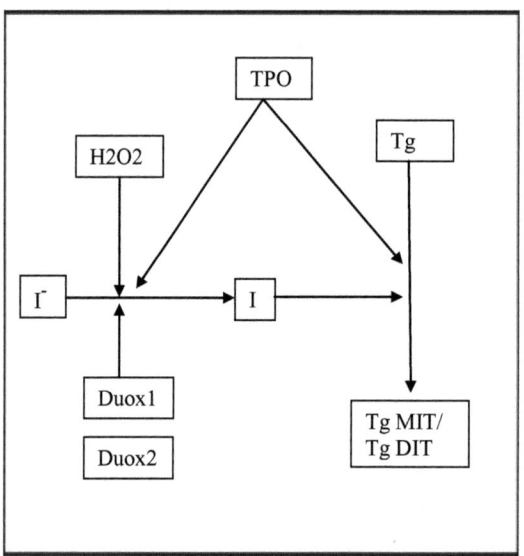

Figure 7 : Oxydation et Organification de l'iode

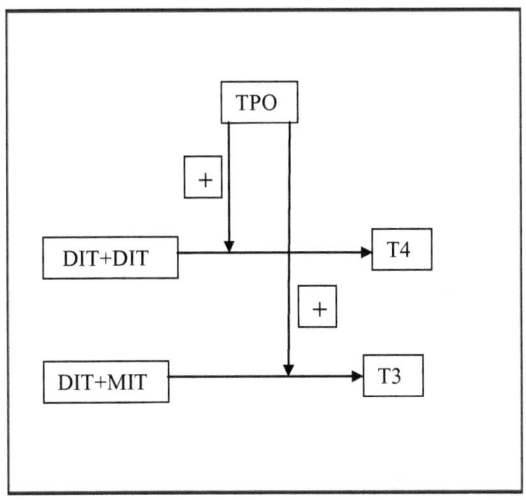

Figure 8 : Couplage des iodotyrosines

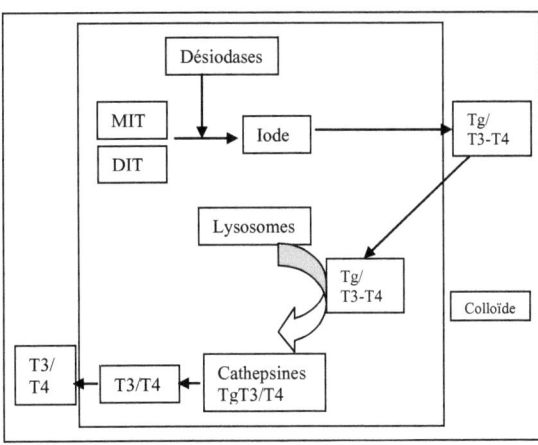

Figure 9 : Protéolyse de la thyroglobuline et Libération des hormones thyroïdiennes

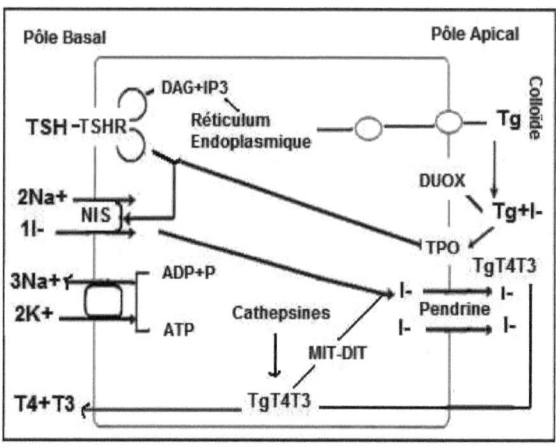

Figure 10 : Schéma d'ensemble sur la synthèse et la libération des hormones thyroïdiennes

B°/ Transport des hormones thyroïdiennes :

Les hormones thyroïdiennes T_4 et T_3 circulent dans le sang liées à des protéines plasmatiques et seules 0.02 % de la T_4 et 0.3 % de la T_3 circulent sous forme libre.

Il existe 3 protéines transporteuses majeures des hormones thyroïdiennes : la thyroxine binding globulin (TBG), la transthyrétine auparavant appelée thyroxine binding préalbumin (TBPA) et l'albumine, la TBG lie environ 68 % de la T4 et 80 % de la T3, la transthyretine lie environ 11 % de la T4 et 9 % de la T3, enfin l'albumine lie environ 20 % de la T4 et 11 % de la T3.

C°/ Métabolisme des hormones thyroïdiennes : [Figure 11]

La glande thyroïde secrète en moyenne 100 nmol/j de T4 et 5 nmol/j de T3. La majeure partie du pool circulant de la T3 provient de la désiodation de la T4 en position 5' au niveau des tissus périphériques particulièrement le foie, le rein et le muscle squelettique. La désiodation de la T4 en position 5 (5-désiodase) générera la reverse T3 (rT3) qui est métaboliquement inactive.

Ces réactions de désiodation sont catalysées par 3 types de désiodases qui différent par leur localisation tissulaire, leurs spécificités de substrat et leurs modulations physiologiques et physiopathologiques. Le sélénium est un cofacteur important des désiodases, un déficit en sélénium entrainera donc une diminution de la production de la T3 à partir de la T4 et une diminution du recyclage de l'iode à partir des iodotyrosines.

La désiodase de type 1 est une 5' désiodase. C'est la forme la plus abondante qui se situe principalement au niveau du foie et du rein et en moindres quantités au niveau de la glande thyroïde, du cœur, des muscles squelettiques et autres tissus. C'est une sélénoproteine dont la fonction majeure est la production de la T3 circulante, son activité est augmentée par l'hyperthyroïdie et diminuée par l'hypothyroïdie, elle est inhibée par l'amiodarone et les produits de radio-contraste iodés.

La désiodase de type 2 est également une 5' désiodase, elle s'exprime essentiellement au niveau de la glande hypophysaire et du cerveau. Son rôle est le maintien d'une concentration constante de T3 au niveau du système nerveux, cette désiodase est très sensible aux variations de la T4 circulante.

Une diminution de la T4 active alors qu'une augmentation de la T4 inhibe la désiodase de type 2 de façon à ce que la concentration de T3 au niveau des cellules nerveuses reste constante.

La désiodase de type 3 est une 5 désiodase, elle est localisée principalement au niveau du placenta, son rôle est l'inactivation de la T4 en rT3 et de la T3 en T2. La désiodase de type 3 est activée par l'hyperthyroïdie et inhibée par l'hypothyroïdie.

Les hormones thyroïdiennes peuvent également être inactivées par glucuronoconjugaison, sulfoconjugaison, décarboxylation et désamination.

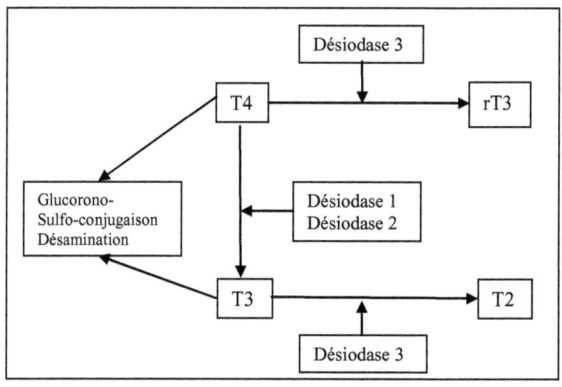

Figure 11 : Métabolisme des hormones thyroïdiennes

D°/ Actions physiologiques des hormones thyroïdiennes :

1°/ Mécanisme d'action des HT :

Les hormones thyroïdiennes exercent leurs actions par deux types de mécanismes : des actions génomiques par liaison des hormones thyroïdiennes à leurs récepteurs nucléaires et des actions non génomiques par l'interaction des hormones thyroïdiennes avec certaines protéines.

La T3 a une affinité pour le récepteur des hormones thyroïdiennes 15 fois supérieure à celle de la T4 raison pour la quelle elle est considérée comme étant la molécule biologiquement active. Les différences entre la T3 et la T4 sont résumées dans le tableau qui suit **[Tableau 1]**

Tableau 1 : Propriétés de la T3 et de la T4

Propriétés	T4	T3
Concentration de l'hormone totale	100 nmol/l	1.8 nmol/l
Concentration de la forme libre	20 pmol/l	5 pmol/l
Fraction de la forme libre	0.02 %	0.3 %
Volume de distribution	10 L	40 L
Taux de production	90 µg/j	32 µg/j
Demi-vie plasmatique	7 jours	0.75 jour
Fraction intracellulaire	20 %	70 %
Puissance relative	0.3	1
Affinité du récepteur	10^{-10} M	10^{-11} M

a°/ Actions génomiques :

L'action génomique est la plus importante. Les hormones thyroïdiennes vont pénétrer au niveau des cellules soit par simple diffusion, soit sous l'effet de transporteurs spécifiques comme le MCT8 (Mono carboxylate transporter 8). Le MCT8 est exprimé au niveau du cerveau, du cœur, du rein, du foie et du muscle squelettique, il est codé par le chromosome X [3].

Une fois à l'intérieur des cellules, les hormones thyroïdiennes vont être transportées au niveau du noyau où elles vont se lier à leur récepteur spécifique.

Il existe deux gènes des récepteurs aux hormones thyroïdiennes chez l'homme : TRα localisé sur le chromosome 17 et TRβ localisé sur le chromosome 3.

Chaque gène va être traduit en divers produits, les uns actifs, les autres inactifs. Les protéines actives sont TRα1, TRβ1, TRβ2 et TRβ3 [4]. Il existe une expression tissu spécifique des différents isoformes du récepteur des hormones thyroïdiennes.

TRα1 est exprimé dans tous les tissus, notamment le rein, le foie, le cœur et le cerveau.

TRβ, notamment TRβ2 est important au niveau hypothalamo-hypophysaire car il intervient dans la régulation de la fonction thyréotrope.

En plus des différences dans la séquence de leurs acides aminés, TRβ1 et TRβ2 sont également sous le contrôle de promoteurs différents : TRβ2 est inhibé par la T3 alors que TRβ1 ne l'est pas. TRβ2 est également exprimée dans la cochlée.

TRβ3 est exprimé à de faibles taux et il est plus abondant dans le foie, le rein et les poumons comparativement à d'autres tissus.

L'hormone thyroïdienne liée à son récepteur s'associe habituellement en hétérodimère à un récepteur rétinoïde X (RXR). Ce hétérodimère va par la suite se lier à des séquences spécifiques de l'ADN appelées éléments de réponse aux HT ou TRE. Ceci aboutira à la transcription des gènes spécifiquement activés par les HT **[Figure 12]**. L'activité des HT est modulée par des coactivateurs et des corepresseurs.

L'action génomique des HT s'effectue aussi au niveau du génome mitochondrial où elle induit l'expression de protéines mitochondriales spécifiques impliquées dans les réactions enzymatiques énergétiques de la mitochondrie.

b°/ Actions non génomiques des HT :

Les HT exercent directement une action sur des protéines (enzymes, canaux ioniques) situées dans de multiples compartiments cellulaires (membrane cytoplasmique, cytosquelette, réticulum endoplasmique, mitochondrie, cytosol).

Ces actions extra génomiques des HT aboutissent à l'activation d'enzymes ou à des modifications des flux ioniques (calciques, sodiques ou potassiques).

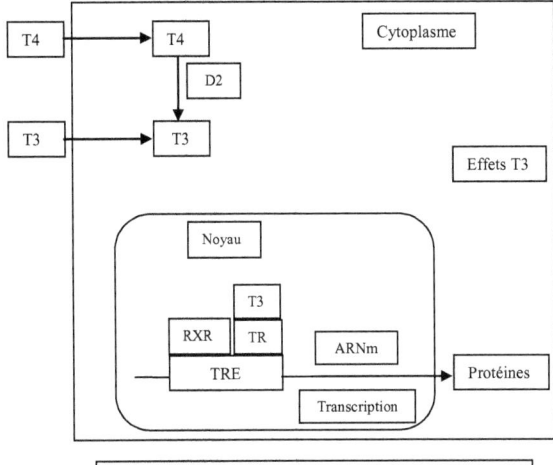

Figure 12 : Mécanisme d'action génomique des hormones thyroïdiennes

2°/ Effets périphériques des HT :

Les HT ont des actions ubiquitaires, elles agissent sur le métabolisme, la croissance et la différenciation de l'ensemble des tissus.

a) Consommation d'oxygène et production de chaleur :

Les HT augmentent la consommation d'oxygène et la production de chaleur par stimulation de la pomme Na^+ K^+ ATPase et ceci dans tous les tissus à l'exception du cerveau, de la rate et des testicules.

b) Effets cardio-vasculaires :

Les HT stimulent la transcription de la Ca^{++} ATPase du réticulum sarcoplasmique d'où une relaxation diastolique accélérée du myocarde (effet lusitrope positif).

Les HT augmentent également l'expression de l'isoforme α des chaînes lourdes de myosine plus contractiles, ce qui va augmenter la fonction systolique du myocarde (effet inotrope positif).

Elles augmentent la dépolarisation et la repolarisation du nœud sino auriculaire avec accélération de la fréquence cardiaque (effet chronotrope positif).

Elles augmentent aussi la vitesse de conduction (effet dromotrope positif).

Les HT diminuent les résistances vasculaires systémiques (effet vasodilatateur).

Elles activent par ailleurs, le système rénine angiotensine, d'une part par stimulation de la synthèse de rénine au niveau du rein, d'autre part, la baisse des résistances vasculaires systémiques stimule le système rénine angiotensine.

c) Effets sympathiques :

Les HT augmentent le nombre de récepteurs β adrénergiques au niveau du cœur, du muscle squelettique, du tissu adipeux et des lymphocytes. Elles augmentent également l'action des catécholamines au niveau post-récepteur.

d) Effets pulmonaires :

Les HT stimulent la réponse ventilatoire à l'hypoxie et à l'hypercapnie au niveau du centre respiratoire du système nerveux central.

e) Effets hématopoïétiques :

L'augmentation des besoins cellulaires en oxygène stimule l'érythropoïèse et la production d'érythropoïétine, cependant le volume globulaire ne sera pas augmenté à cause de l'hémodilution et de l'augmentation du turnover des globules rouges.

Les HT augmentent aussi le contenu des globules rouges en 2,3-diphosphoglycérate permettant une dissociation facilitée de l'oxygène de l'hémoglobine.

f) Effets gastro-intestinaux :

Les HT stimulent la motilité intestinale.

g) Effets osseux :

Les HT sont importantes pour la maturation osseuse, elles stimulent la maturation des cellules cartilagineuses et leur calcification, ainsi le tissu cartilagineux se transforme en tissu osseux. Les HT stimulent le turnover osseux, en augmentant plus la résorption que la formation osseuse, l'os cortical est plus sensible à l'action des HT que l'os trabéculaire.

h) Effets neuromusculaires :

Les HT sont essentielles pour le développement et la fonction du système nerveux central, les HT ont un rôle fondamental dans le développement du cerveau durant la vie fœtale et les premières années de la vie, les effets des HT se voient à tous les niveaux de la neurogenèse : différenciation et croissance des cellules nerveuses, migration neuronale, croissance axonale et dendritique, myélinisation et développement des synapses nerveuses.

Les HT stimulent le développement de la masse musculaire et augmentent le turnover des protéines musculaires, elles stimulent également la contraction et la relaxation musculaires.

i) Effets sur le métabolisme des glucides et des lipides :

Les HT augmentent la production hépatique de glucose par stimulation de la glycogénolyse et de la néoglucogenèse. Elles stimulent également l'absorption intestinale du glucose.

Les HT stimulent la synthèse et surtout la dégradation du cholestérol, celle-ci est due essentiellement à une augmentation du nombre de récepteurs hépatiques des LDL augmentant ainsi la clearance du LDL.

La lipolyse est également stimulée par les HT libérant ainsi des acides gras libres et du glycérol.

j) Effets endocriniens :

Les HT modifient le taux de production, de clearance et l'action de nombreuses hormones.

Les HT stimulent la sécrétion de l'hormone de croissance.

Les HT stimulent aussi l'axe gonadotrope, l'hypothyroïdie peut retarder le développement pubertaire par altération de la sécrétion du GnRH et des gonadotrophines [5].

Les HT modulent également l'activité de l'axe hypothalamo-hypophyso-surrénalien.

E°/ Régulation de la fonction thyroïdienne :

1°/ Axe Hypothalamo-Hypophyso-Thyroïdien :
La fonction et la croissance de la glande thyroïde sont contrôlées par l'axe hypothalamo-hypophyso-thyroïdien. Le mécanisme de feed back hypothalamo-hypophysaire est sensible à des variations minimes des HT libres et tend à les corriger **[Figure 13]**.

Au niveau de l'hypothalamus a lieu la synthèse de la Thyrotropin Releasing Hormone ou TRH. C'est un tripeptide qui dérive de la maturation d'un précurseur plus large.

Le TRH est synthétisé au niveau des noyaux para ventriculaires de l'hypothalamus.

Les neurones à TRH sont soumis à un rétrocontrôle négatif par les HT. Ils sont également soumis à un contrôle par des centres nerveux supérieurs par l'intermédiaire de plusieurs neuromédiateurs : catécholamines, leptine, neuropeptide Y, Agouti related peptide, MSH, somatostatine. Le TRH stimule la synthèse et la libération de la Thyroïd Stimulating Hormone (TSH). La somatostatine diminue la sécrétion de la TSH par le biais d'une protéine G inhibitrice.

La TSH hypophysaire est le principal régulateur de la fonction et de la croissance des cellules thyroïdiennes. C'est une glycoprotéine secrétée par les cellules thyréotropes localisées dans la partie antéro-médiane de l'antéhypophyse, elle est composée de deux chaînes, une chaîne α de 92 AA qui est commune à la LH, la FSH et l'HCG et une chaîne β spécifique de 112 AA.

La TSH agit en activant son récepteur spécifique présent à la surface des cellules thyroïdiennes. Le récepteur de la TSH est un récepteur à 7 domaines transmembranaires couplé à une protéine G.

Les effets intracellulaires de la TSH sont médiés par la voie de l'AMPc par activation de l'adénylate cyclase et par la voie du phosphatidylinositol.

La TSH est sécrétée de façon pulsatile et possède un rythme circadien avec un pic de sécrétion nocturne.

La TSH stimule toutes les étapes de synthèse et de sécrétion des HT ainsi que la croissance et la multiplication des cellules thyroïdiennes.

Les HT exercent un feed back négatif sur la sécrétion de TSH et il existe une corrélation négative entre la concentration de la T4 libre et le log de la TSH faisant de la TSH un indicateur très sensible de la fonction thyroïdienne.

Au niveau hypothalamo-hypophysaire la T3 comme la T4 sont nécessaires pour exercer le feed back négatif, car une partie de la T3 centrale provient de la désiodation locale de la T4 par la désiodase de type 2 au sein des astrocytes et des tanycytes. Les tanycytes sont des cellules épendymaires spécialisées présentes au niveau du plancher du troisième ventricule et qui ont des terminaisons au niveau de l'hypothalamus et de l'éminence médiane.

Au niveau du système nerveux central, les hormones thyroïdiennes traversent la membrane hémo-cérébrale par le biais d'un transporteur spécifique l'OATP1C1 (un membre de la famille des organic anion transporting polypeptide), ou la barrière hémo-méningée par le biais de l'OATP1C1 ou le MCT8. Au niveau des astrocytes et des tanycytes la T4 sera convertie en T3 sous l'action de la désiodase de type 2.

La T3 alors, soit elle rejoint la circulation portale au niveau de l'éminence médiane, soit elle pénètre au niveau des cellules nerveuses par le biais du transporteur MCT8 **[Figure 14]**.

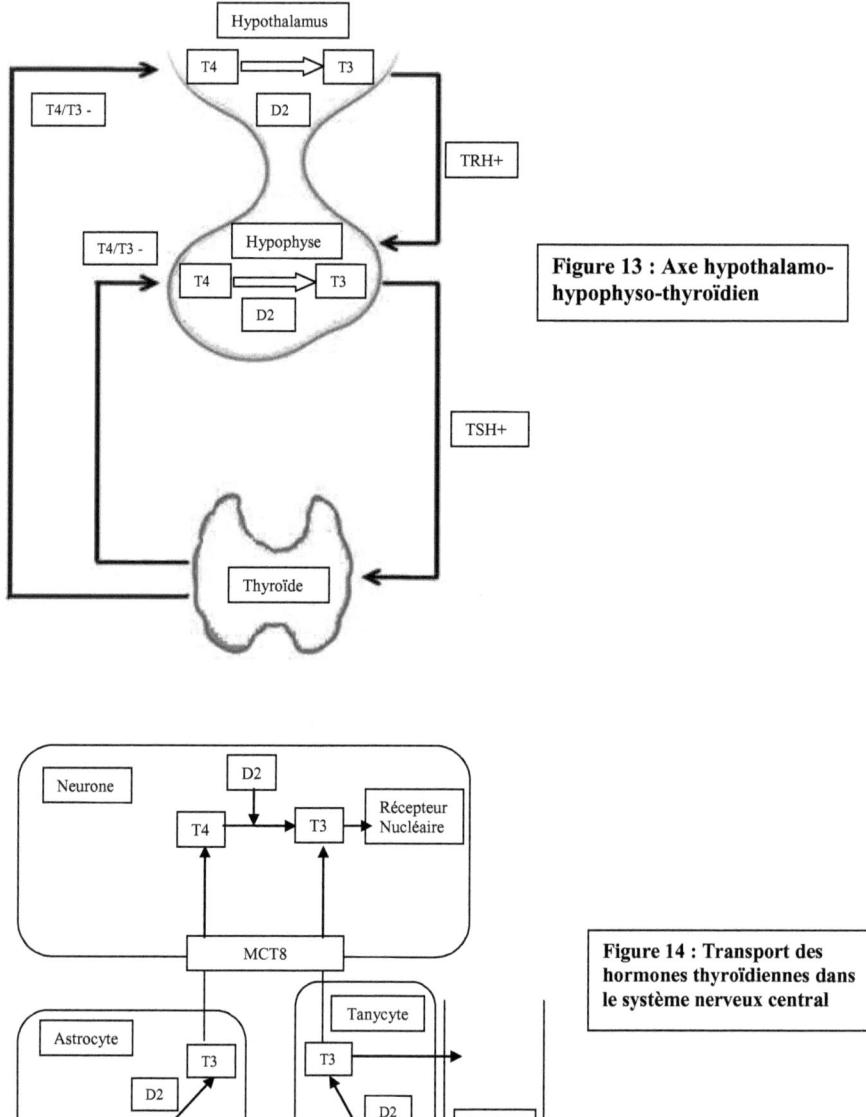

Figure 13 : Axe hypothalamo-hypophyso-thyroïdien

Figure 14 : Transport des hormones thyroïdiennes dans le système nerveux central

2° Régulation de la fonction thyroïdienne par l'iode :

a°/ Carence iodée :

En cas de diminution des apports iodés, des ajustements surviennent à différents niveaux : hypothalamus, hypophyse, thyroïde, tissus périphériques qui visent à améliorer l'utilisation de l'iode. La T4 diminue et la TSH s'élève, alors qu'habituellement la T3 ne diminue pas, ce qui suggère que l'augmentation de la TSH résulte d'une baisse de la production de T3 à partir de la T4 au niveau hypothalamo-hypophysaire. La TSH augmente l'expression du NIS, de la Tg et de la TPO, elle augmente également l'organification de l'iode et le turnover de la Tg. Le ratio DIT/MIT et le ratio T4/T3 au niveau de la Tg diminuent, de ce fait le taux de sécrétion thyroïdien de T4 diminue alors que le taux de sécrétion de T3 augmente. La TSH stimule aussi la croissance et la division des cellules thyroïdiennes entrainant l'apparition d'un goitre. La baisse de la T4 plasmatique augmente l'activité de la désiodase de type 2 de 5 à 20 fois dans le système nerveux central, l'hypothalamus et l'hypophyse ce qui permet de maintenir un taux de T3 normal dans le cerveau. La désiodase de type 3 diminue également ce qui prolonge de la demi-vie de la T3.

b°/ Surcharge iodée :

En cas de surcharge iodée, des mécanismes d'adaptation surviennent afin de protéger le sujet contre le développement d'une hyperthyroïdie.

Devant une surcharge iodée, la production des HT augmente puis elle baisse secondairement par diminution de l'organification de l'iode, cet effet connu sous le terme d'effet de Wolff-Chaikoff résulte de la concentration élevée d'iode inorganique dans la thyroïde qui aura un effet inhibiteur sur la TPO et la Duox2. Un échappement à l'effet Wolff-Chaikoff s'observe après quelques jours chez le sujet normal, ce qui permet de rétablir la synthèse des HT. Cet échappement est secondaire à une diminution du captage de l'iode par diminution de l'expression du NIS. La surcharge iodée est le plus souvent d'origine médicamenteuse, les produits les plus riches en iode sont résumés dans le [Tableau 2]

Tableau 2 : Médicaments riches en iode

Solution saturée d'iodide de Potassium	38 mg/goutte
Solution de Lugol	6 mg/goutte
Amiodarone	75mg/Cp
Produits de radio contraste (Angiographie-Scanner)	400-4000 mg/Dose
Povidone-Iodine	10 mg/ml
Glycérol Iodé	25 mg/ml

PATHOGENIE DU GOITRE NODULAIRE

Sur le plan pathogénique, il est actuellement bien admis que le goitre nodulaire simple est une maladie d'origine multifactorielle où interviennent des facteurs environnementaux, hormonaux, génétiques ainsi que des facteurs intrinsèques propres à la cellule thyroïdienne.

I. LES FACTEURS ENVIRONNEMENTAUX

Parmi les facteurs environnementaux incriminés dans le mécanisme du goitre nodulaire simple on invoque le rôle de la carence iodée, de certains produits alimentaires dits goitrigènes, d'un déficit de certains minéraux, d'une pollution bactérienne, du tabac et d'une malnutrition protéique.

1. La carence iodée :

L'iode est un oligoélément important pour l'organisme même si sa quantité est relativement faible dans le corps humain. En effet celle-ci varie entre 15 et 20 mg chez l'adulte.

Dans l'organisme l'iode est concentré essentiellement dans la glande thyroïde où il est le principal constituant des hormones thyroïdiennes.

La carence iodée est un phénomène écologique mondial qui touche de nombreux pays. Les parties les plus touchées par la carence en iode sont les régions montagneuses qui auraient perdu leur iode sous jacent suite à la fonte de leurs glaciers durant l'ère quaternaire.

La carence iodée touche également les régions situées à basses altitudes et les régions côtières. Il a été rapporté la présence de zones d'endémie goitreuse dans des villes côtières Algériennes.

Il est estimé que 1,9 milliards d'individus dans le monde présentent un risque de carence iodée comme le montre le **Tableau 3** ci dessous **[6]**.

Tableau 3 : Pourcentage de population et nombre d'individus (exprimé en million) ayant une carence iodée durant la période 1994-2006 [6]

Régions	Population (%)	Nombre de personnes (millions)
Afrique	41.5	312.9
Amérique	11	98.6
Sud-est Asiatique	30	503.6
Europe	52	459.7
Est méditerranée	47.2	259.3
Pacifique ouest	21.2	374.7
Total	30.6	1900.9

Actuellement il est bien connu qu'outre le goitre, la carence iodée est responsable d'une série d'anomalies de gravité variable regroupées sous le terme de troubles dus à la carence iodée ou TDCI. Les différents troubles sont résumés dans le **Tableau 4** [7].

Le goitre est l'aspect le plus apparent de la carence iodée, mais les troubles neurologiques en sont la conséquence la plus grave. Ceux-ci surviennent lorsque la carence iodée a lieu durant la période critique du développement du cerveau c'est-à-dire pendant la vie fœtale ou durant les trois premières années de la vie post-natale.

La carence iodée semble être la principale cause du goitre endémique. En faveur de cette hypothèse plaident les résultats de nombreuses enquêtes tant cliniques qu'expérimentales. Sur le plan expérimental il a été bel et bien démontré qu'on pouvait induire un goitre par une diète carencée en iode, et sur le plan clinique il est actuellement bien établi qu'une supplémentation en iode réduit significativement la prévalence du goitre.

Tableau 4 : Troubles dus à la carence iodée en fonction de l'âge

Age de survenue	Conséquences de la carence iodée
Tout âge	- Goitre. - Hypothyroïdie. - Susceptibilité élevée aux radiations nucléaires.
Fœtus	- Avortement. - Mortalité périnatale. - Crétinisme neurologique et myxoedémateux. - Retard de développement cérébral.
Nouveau né	- Petit poids de naissance. - Goitre. - Hypothyroïdie. - Retard de développement cérébral.
Enfant et adolescent	- Augmentation de la mortalité infantile. - Goitre. - Hypothyroïdie. - Retard du développement physique et mental.
Adulte	- Goitre. - Hypothyroïdie. - Retard mental. - Hyperthyroïdie induite par l'iode

Un pays ou une région sont considérés comme zones d'endémie goitreuse lorsque la prévalence du goitre chez les enfants âgés de 6 à 12 ans est supérieure à 5 %.

La preuve d'une carence iodée est apportée par une réduction de l'excrétion urinaire d'iode. Cette dernière reflète les apports iodés journaliers.

La prévalence du goitre augmente proportionnellement par rapport à la sévérité de la carence iodée comme le montre le **Tableau 5**.

Tableau 5 : Classification pronostique des carences iodées et prévalence du goitre en fonction du degré de carence en iode

Variables	Carence iodée		
	Légère	Modérée	Sévère
Iodurie (µg / l)	50 – 99	20 – 49	< 20
Prévalence du goitre (%)	5 – 19,9	20 – 29,9	≥ 30

Le goitre est aussi la manifestation clinique la plus fréquente de la carence iodée. En 1990 l'organisation mondiale de la santé (OMS) a estimé que sur prés de 1,6 milliards de personnes à risque de carence iodée, 656 millions présentaient un goitre.

En Algérie, le goitre endémique est très répandu. Les régions atteintes s'étendent des Wilayas de Skikda et Constantine à l'est, à la Wilaya de Chlef à l'ouest.

Les régions les plus touchées suivent grossièrement le tracé de l'Atlas Tellien. A ces régions il faudra ajouter deux poches représentées par El Kala à l'est et Tlemcen à l'ouest. Ainsi les wilayas les plus touchées sont celles de Blida, Médéa, Bouira, Tizi-Ouzou, Béjaia, Bordj Bouaréridj, Jijel et Sétif. La carte de l'endémie goitreuse en Algérie a été tracée en 1974 [8].

La fréquence du goitre varie d'une région à l'autre. ML Chaouki dans une étude réalisée dans une zone d'endémie goitreuse située dans l'est Algérien rapporte une fréquence de 51 % [9]. Foudil dans une zone d'endémie goitreuse rapporte une fréquence du goitre en milieu scolaire de 22,24 % dont 7,18 % étaient des goitres nodulaires [5].

Bachtarzi avait rapporté une fréquence du goitre de 71% dans une région d'endémie goitreuse [10]. Boudiba rapporte une fréquence de 53,2% dans la même région dix ans plus tard [11].

Sur le plan pathogénique, le goitre endémique est une maladie adaptative à la carence iodée.

Ce concept a été établi par Stanbury en 1954 **[12]**. La carence iodée va entraîner une baisse de la sécrétion des hormones thyroïdiennes qui, par un feed-back positif, entraînera une augmentation de la sécrétion de la thyroïd stimulating hormone hypophysaire ou TSH. Cette dernière, par son action trophique sera responsable d'une hypertrophie thyroïdienne c'est-à-dire un goitre.

La correction de la carence iodée permet en général de corriger les effets néfastes du déficit en iode notamment sur le plan intellectuel. Cependant les effets d'une telle correction sur la prévalence du goitre sont plus lents à se manifester et le délai requis varie de quelques mois à plusieurs années et sont le plus souvent partiels.

L'iodation du sel est considérée comme étant la méthode la plus simple et la plus efficace pour corriger la déficience iodée à l'échelle communautaire. En Algérie l'iodation du sel alimentaire est rendue obligatoire depuis 1990 grâce à un décret ministériel. Malheureusement, faute de contrôles réguliers et de surveillance rigoureuse, l'utilisation du sel iodé tend à reculer dans les ménages Algériens. L'utilisation du sel iodé qui était de 92% en 1995 a chuté à 56 % en l'an 2006 **[13]**.

La carence iodée bien qu'étant le principal facteur goitrigène, n'est cependant pas le seul, car les goitres (nodulaires ou non) sont aussi observés dans des régions non déficientes en iode et même en présence d'une surcharge iodée. Par ailleurs le fait qu'il n'existe pas de corrélation directe entre la prévalence du goitre et la carence iodée suppose l'intervention d'autres facteurs goitrigènes comme certains aliments, le tabac, le déficit de certains minéraux et la malnutrition protéique.

2. Les goitrigènes alimentaires :

Les aliments goitrigènes appartiennent essentiellement à la famille des crucifères. Ils sont représentés par le chou, le chou-fleur et les navets. Ces légumes contiennent des thioglucosides qui libèrent dans l'organisme des thiocyanates.

Le manioc contient également un glucoside cyanogène dont l'hydrolyse libère du cyanure. Le cyanure est par la suite détoxifié dans l'organisme en thiocyanates.

Plusieurs autres plantes contiennent des thioglucosides dont l'hydrolyse libère des cyanures ou nitriles : maïs, petits pois, cerises, sucre de canne, amandes. Le cyanure est détoxifié en thiocyanates.

Les thiocyanates ont un effet goitrigène par inhibition de la pompe à iodure thyroïdienne et inhibition de l'organification de l'iode par compétition avec la TPO. Les thiocyanates augmentent également l'élimination rénale de l'iode.

Chaouki dans son travail comparant deux zones, l'une carencée en iode avec une forte prévalence de goitre, l'autre à apport iodé normal et ou la prévalence du goitre est faible rapporte des taux de thiocyanates sanguins et urinaires plus élevés en zone de carence iodée ce qui pourrait potentialiser l'effet goitrigène de la carence iodée [14]. Marwaha qui a analysé les facteurs goitrigènes chez les enfants scolarisés, après la phase d'iodation du sel, a retrouvé une excrétion urinaire de thiocyanates plus élevée chez les sujets goitreux par rapport aux sujets non goitreux [15]. Les mêmes constatations ont été faites par Chandra qui a étudié les facteurs goitrigènes dans une région de l'ouest du Bengale où persistait une prévalence élevée (38%) du goitre malgré une correction de la carence iodée. Pour expliquer ses résultats Chandra a incriminé les goitrigènes alimentaires dont témoigne l'élévation des thiocyanates urinaires [16].

L'oignon contient également un produit volatile goitrigène le propyl disulfure.

Le soja est goitrigène par augmentation des pertes digestives d'iode, mais il inhibe également la fixation et l'organification de l'iode.

Certaines huiles végétales comme l'huile de lin, de soja ou l'huile d'olive sont goitrigènes par augmentation des besoins de l'organisme en iode, d'autres oléagineux comme le colza et l'arachide sont également goitrigènes.

Dans certains pays Africains, la forte prévalence du goitre endémique est due, outre la carence iodée à la consommation de produits goitrigènes notamment le millet qui contient de fortes concentrations d'apigénine et de lutéoline et le manioc ou le cassava riche en thioglucosides, ces produits ont des propriétés antithyroïdiennes. Dans ces pays, la prévalence du goitre est de 28.6 % en Ethiopie, entre 64 et 70 % au

Soudan, entre 20 et 29% en Afrique du sud, entre 14 et 30 % en Namibie, 55.2 % au Burkina Faso **[17]**.

3. Rôle de certains minéraux et micronutriments :

Le déficit en sélénium ou en zinc, une concentration élevée en nitrates, ou de certains anions ainsi qu'une augmentation de certains cations sont incriminés dans la pathogénie du goitre nodulaire.

Le déficit en sélénium est aussi incriminé dans la pathogénie du goitre nodulaire car c'est un cofacteur des désiodasses. Aydin dans une zone d'endémie goitreuse en Turquie a démontré l'existence d'une corrélation négative entre les taux plasmatiques de sélénium et le volume thyroïdien chez des enfants scolarisés **[18]**. Le déficit en sélénium a également été incriminé dans la persistance de l'endémie goitreuse dans une région Iranienne où la carence iodée a été corrigée.

Sur le plan physiopathologique, une carence en sélénium entraînerait un défaut de production de la triiodothyronine ou T_3 active à partir de la tétraiodothyronine ou T_4. Le déficit en sélénium serait également responsable d'un défaut de recyclage de l'iodure à partir des mono et diodotyrosines.

Par ailleurs, le Zinc, qui est un élément physiologique essentiel dans de nombreuses réactions enzymatiques, a également été incriminé dans la pathogénie du goitre puisqu'il a été montré qu'un défaut d'apport de ce minéral peut potentialiser une déficience iodée et stimuler par conséquent le développement du goitre.

Outre le déficit en sélénium et en zinc, une concentration élevée en cations (Ca^{++}, Fe^{++}, Mg^{++}, K^+, Na^{++}) et en anions (Cl^-, F^-, No^{-3}) au niveau des sols et de l'eau est également incriminée dans la goitrigénèse. La structure géologique calcaire a été incriminée dans l'endémie goitreuse de la région de Derbyshire en Angleterre et les montagnes de Galtée et de Slievenanon en Irlande **[19]**. Le calcium à forte doses pourrait diminuer l'absorption intestinale de l'iode, il diminue également la clearance thyroïdienne de l'iode.

En Colombie où l'apport iodé semble adéquat, Gaitan et Wahner ont démontré que l'eau des rivières contient des substances sulfurées volatiles qui sont goitrigènes par diminution du captage de l'iode **[20]**.

La contamination de l'eau de boisson par les produits chimiques tels que le mercure ou l'arsenic, est aussi incriminée dans la goitrigènese.

Enfin, une teneur élevée en nitrates dans l'eau de boisson favoriserait l'hypertrophie du corps thyroïde.

4. Rôle de la pollution Bactérienne :

La pollution bactérienne de l'eau de boisson par les colibacilles serait également un facteur goitrigène.

5. Rôle des facteurs nutritionnels

La malnutrition protéino-calorique et le déficit en vitamine A sont également invoqués dans le mécanisme du goitre.

6. Rôle du tabac

La consommation de tabac serait un autre facteur goitrigène indéniable. En effet le tabagisme augmente la concentration plasmatique des thiocyanates qui sont produits à partir de la détoxification endogène des cyanides contenus dans la fumée de la cigarette. Les thiocyanates inhibent la captation iodée thyroïdienne et bloquent également la thyropéroxydase par compétition. Les effets du tabac seraient plus manifestes en cas de carence iodée associée. Knudsen [21], dans une étude réalisée au Danemark sur les effets du tabagisme sur la goitrigènèse, a retrouvé une corrélation positive entre la consommation de tabac et la prévalence du goitre. Pour cet auteur la moitié des goitres observés dans cette région serait attribuée à la consommation du tabac.

Après avoir analysé les facteurs environnementaux, voyons maintenant le rôle des autres facteurs dans la genèse du goitre nodulaire.

II. LES FACTEURS HORMONAUX :

Les hormones incriminées dans la pathogénie du goitre sont représentées essentiellement par les estrogènes. Le goitre est plus fréquent chez la femme que chez l'homme, et les études épidémiologiques ont retrouvé un sex-ratio allant de 5 à 15 au profit du sexe féminin.

Les estrogènes auraient un effet goitrigène par plusieurs mécanismes [22] :

1. Les estrogènes diminueraient l'expression du Symporteur iode/ Sodium ou NIS qui permet le captage intra thyroïdien de l'iode. Ce phénomène va diminuer le contenu intra thyroïdien en iode et donc potentialiser l'effet trophique de la TSH sur la thyroïde.
2. Les estrogènes amplifieraient l'action stimulante des autres facteurs de croissance sur la cellule thyroïdienne.
3. D'un autre côté les estrogènes stimulent la production hépatique de la thyroïd-binding globulin ou TBG et donc diminuent la fraction libre des hormones thyroïdiennes. Il en résulte une stimulation de la TSH avec comme conséquence une hypertrophie thyroïdienne.

Les effets goitrigènes des estrogènes expliqueraient en partie la fréquence des goitres et des nodules thyroïdiens chez la femme enceinte ainsi que l'augmentation de la prévalence des goitres avec le nombre de parités.

III. ROLE DE L'AGE

La prévalence des nodules thyroïdiens augmente avec l'âge, par contre la fréquence du goitre diffus et le volume thyroïdien moyen diminuent avec l'âge.

Boudiba a montré dans son étude que le goitre diffus prédomine chez le sujet jeune, alors que le goitre nodulaire prédomine chez le sujet âgé [11].

Knudsen, dans une population Danoise âgée de 41 à 71 ans vivant dans une zone légèrement carencée en iode, rapporte une augmentation de la fréquence des goitres multinodulaires avec l'âge. Cette augmentation passe de 20% chez les femmes jeunes à 46% chez les femmes plus âgées. Dans le sexe masculin les chiffres observés sont de 7% chez les jeunes, et de 23% chez les hommes plus âgés **[23]**.

A la différence des nodules thyroïdiens, dont la prévalence augmente progressivement avec l'âge, le goitre diffus et le volume thyroïdien moyen semblent augmenter jusqu'à l'âge de 30 – 40 ans, puis diminuent par la suite.

La Whickham study semble rejoindre les dernières constatations dans la mesure où elle démontre une diminution de la fréquence du goitre avec l'âge. En effet la fréquence du goitre qui était de 23% chez les femmes a chuté à 10% après un suivi de 20 ans. Chez les hommes la fréquence du goitre est passée de 5 à 2% **[24]**.

IV. ROLE DES FACTEURS DE CROISSANCE

La cellule thyroïdienne est sous le contrôle de multiples facteurs de croissance, dont certains sont stimulants et les autres sont inhibants. Un déséquilibre de la balance entre ces différents facteurs est incriminé dans le potentiel de croissance tumorale au niveau de la glande thyroïde.

A. Facteurs stimulants :

Parmi les facteurs de croissance stimulants invoqués dans la genèse des nodules thyroïdiens, on retient essentiellement : l'insulin-like growth factor 1, l'insuline, l'épidermal growth factor, le transforming growth factor, le fibroblast growth factor, le vascular endothelial growth factor ainsi qu'un certain nombre de facteurs beaucoup moins connus comme l'endothelin1 et le facteur natriurétique.

1. Insulin-like Growth factor-1 ou IGF1 / Insuline :

L'IGF1 serait un facteur de croissance essentiel pour la glande thyroïde.

En effet Wuster **[25]** a démontré que, chez l'acromégale présentant des taux élevés d'IGF1, la prévalence du goitre avec ou sans nodules est supérieure à 70%. Par ailleurs, Minuto a retrouvé des taux d'IGF-1 deux fois plus élevés chez les sujets présentant un goitre multinodulaire comparativement à des sujets contrôles non goitreux **[26]**.

L'IGF1 provient de la circulation, mais il est aussi produit localement au niveau de la thyroïde par les cellules thyroïdiennes et les cellules stromales. L'IGF1 local aurait un effet autocrine et paracrine.

Il semble exister une forte synergie entre la TSH et l'IGF-1 sur la croissance thyroïdienne, et il a été démontré que chez les sujets insuffisants antéhypophysaires, l'élévation des taux circulants d'IGF1, suite à un traitement par hormone de croissance, n'entraîne pas d'augmentation de la masse thyroïdienne en l'absence de TSH.

La TSH stimulerait l'expression de l'IGF1 tant au niveau des cellules folliculaires humaines qu'au niveau des cellules animales mises en culture.

La TSH augmenterait également l'expression des récepteurs de l'IGF1 et du récepteur hybride insuline / IGF1.

Par ailleurs, l'activité ainsi que la biodisponibilité des IGF est déterminée par la présence de protéines transporteuses ou IGF binding protéines (IGFBP). Les IGFBP sont synthétisées et sécrétées par les cellules thyroïdiennes sous l'influence de différents facteurs régulateurs. La TSH inhibe la synthèse des IGFBP, ce qui aura pour conséquence une augmentation de la biodisponibilité des IGF, et donc un effet trophique plus important.

Par contre, les facteurs qui inhibent la fonction thyroïdienne entraînent une augmentation des IGFBP notamment IGFBP3, ce qui va diminuer la biodisponibilité des IGF. Il en résultera une diminution de l'action trophique de la TSH.

Il est à remarquer que l'effet inhibiteur des IGFBP sur l'action des IGF est inconstant. Certaines formes comme les IGFBP liées à la matrice extracellulaire peuvent faciliter l'interaction de l'IGF1 avec son récepteur. D'autre part les IGFBP peuvent prolonger la demi-vie de l'IGF1.

Pour certains auteurs, le contenu iodé de la cellule thyroïdienne contrôlerait également la biodisponibilité de l'IGF1. La synthèse et la sécrétion de l'IGF1 seraient inhibées par certains produits iodés intracellulaires.

La richesse thyroïdienne en iode s'accompagnera donc d'une diminution du taux de prolifération des cellules thyroïdiennes.

Par contre une déplétion iodée intra thyroïdienne aura pour conséquence une augmentation de la production et sécrétion de l'IGF1 et par conséquent une prolifération tumorale.

En ce qui concerne l'insuline, bien que son rôle dans la goitrigenèse ne soit pas encore bien établi, il a été montré que les taux d'insuline sont élevés chez des enfants présentant un goitre multi nodulaire.

2. Epidermal Growth factor (EGF):

L'epidermal growth factor (EGF) est un puissant agent mitogène et anti différenciation. Au niveau de la thyroïde, il aurait une action antagoniste sur la TSH d'où une diminution de la synthèse de thyroglobuline et du captage de l'iode. Par ailleurs, les récepteurs de l'EGF sont exprimés par les cellules thyroïdiennes normales. Il en est de même pour les cellules tumorales, tant bénignes que malignes dont le nombre de récepteurs à l'EGF serait plus élevé que celui des cellules thyroïdiennes non tumorales.

3. Transforming Growth factor α ou TGFα

Le transforming Growth factor α (TGFα) est un puissant mitogène, structurellement similaire à l'épidermal growth factor. Le TGFα stimulerait la prolifération des thyréocytes via le récepteur de l'EGF.

Le TGFα est largement exprimé dans le tissu thyroïdien tant normal que pathologique comme le goitre multinodulaire, l'adénome folliculaire, le carcinome vésiculaire et papillaire ainsi que le carcinome anaplasique.

4. Les Fibroblast Growth Factors (FGF):

Les cellules folliculaires provenant des goitres multinodulaires expriment le FGF1, le FGF2, de même que le récepteur 1 des FGF (FGFR1). Cette expression est augmentée par rapport à celle des cellules normales. Les études expérimentales ont

bien prouvé le rôle goitrigène des FGF. L'administration de FGF1 aux rats entraîne une augmentation du volume thyroïdien de l'ordre de 43%.
Par ailleurs, la TSH augmenterait l'expression du FGF2 dans la cellule thyroïdienne.

5. Les Vascular endothelial growth factors (VEGFs):
Les vascular endothelial growth factors (VEGFs) et leurs récepteurs sont des déterminants majeurs de l'angiogenèse. Il a été démontré que dés que la taille d'une tumeur solide dépasse 2 à 3 mm, elle nécessite son propre apport sanguin et une néo vascularisation pour son développement.
Au niveau thyroïdien, Il a été montré une augmentation significative des facteurs angiogèniques et de leurs récepteurs tant dans les adénomes thyroïdiens que dans les cancers thyroïdiens, ce qui témoignerait de leur rôle dans la tumorigenèse.
La TSH stimulerait aussi la production des facteurs de croissance tels que le VEGF1 et le PIGF ainsi que de leurs récepteurs vasculaires dénommés KDR et FLT1. Ces facteurs angiogèniques ont un rôle goitrigène en stimulant la croissance des cellules thyroïdiennes.
Un autre facteur angiogènique appelé angiopoiétine 2 et son récepteur Tie-1 auraient également un rôle goitrigène.
D'un autre coté des facteurs inhibiteurs de l'angiogenèse sont également incriminés dans la goitrigenèse. Ainsi une diminution de la thrombospondin1 favoriserait l'angiogenèse et donc la tumorigenèse thyroïdienne.

6. Autres facteurs de croissance :
L'endothelin-1 est un polypeptide de 21 acides aminés formé par le clivage protéolytique d'un précurseur plus large sous l'action d'une endothelin converting enzyme. L'endothelin-1 est largement distribuée dans l'organisme. Elle est synthétisée principalement par l'endothélium vasculaire.
L'endothelin-1 agit par le biais des récepteurs. L'endothelin récepteur A est responsable d'une vasoconstriction, tandis que l'endothelin récepteur B est

responsable de la libération du monoxyde d'azote (NO), de la prostacycline et du peptide natriurétique atrial.

L'endothelin-1 qui contrôle la vascularisation locale est fortement exprimée durant la goitrigenèse. Colin a démontré que l'endothelin-1 thyroïdienne est multipliée par 5 durant la phase d'hyperplasie cellulaire **[27]**.

D'un autre côté, l'endothelin-1 et le peptide natriurétique atrial (ANP) régulent la synthèse du VEGF.

Le peptide natriurétique atrial inhibe la synthèse du VEGF, alors que l'endothein-1 la stimule.

B. Facteurs inhibiteurs :

La diminution d'un certain nombre de facteurs inhibant la tumorigenèse est tenue comme responsable du développement tumoral. En matière de tumeurs thyroïdiennes, on invoque une diminution du transforming growth factor β et de la somatostatine.

1. Transforming growth factor β:

Le transforming growth factor β ou TGFβ est un puissant inhibiteur de la prolifération des cellules épithéliales.

Le TGFβ agit par liaison à ses récepteurs de type I et II qui forment un complexe hétérodimére. Ce complexe va inhiber la prolifération des thyréocytes dépendante de l'AMPc, soit par altération de la formation de la cyclin- kinase dépendante ou CKD, soit par induction de l'apoptose.

Le TGFβ est fortement exprimé aussi bien dans les carcinomes papillaires que dans les tumeurs thyroïdiennes bénignes, cependant dans les goitres multinodulaires, l'expression du TGFβ est variable d'un follicule à l'autre. De plus au sein d'un même follicule l'expression du TGFβ est variable d'une cellule à une autre.

Par contre le récepteur de type II du TGFβ est significativement réduit ce qui suppose une résistance à l'action inhibitrice du TGFβ. IL existe généralement une corrélation inverse entre la taille de la tumeur et le taux d'ARN messager du récepteur de type II du TGFβ.

2. Somatostatine :

Les cellules thyroïdiennes expriment à leur surface des récepteurs de la somatostatine. La somatostatine aurait une action inhibitrice sur la prolifération cellulaire thyroïdienne.

Les récepteurs de la somatostatine sont aussi décrits dans les tumeurs thyroïdiennes. Une diminution de la sécrétion de somatostatine et/ou une altération de ses récepteurs favoriserait le développement tumoral.

V. ROLE DES ONCOGENES

1. Proto oncogène ras :

Les mutations du proto oncogène ras joueraient un rôle important dans la tumorigenèse chez l'homme. Les mutations du proto-oncogène ras entraîneraient une activation constitutive des protéines ras, générant ainsi des signaux continus et non régulés de croissance cellulaire.

Des mutations du gène ras ont été décrites dans 40 à 50% des tumeurs folliculaires aussi bien dans les adénomes vésiculaires que dans les carcinomes vésiculaires et les cancers anaplasiques, mais rarement dans les carcinomes papillaires.

Une modification des facteurs environnementaux et des facteurs génétiques déterminerait un risque élevé de mutation du gène ras. Les mutations de ce type sont plus fréquentes en zone de carence iodée **[28]**.

2. Les oncogènes nucléaires :

Les transcrits des proto oncogènes de type C-myc, C-Jun, et C-Fos sont des facteurs de transcription nucléaires qui contrôlent la croissance et la différenciation cellulaire.

Une augmentation de l'expression du gène C-Fos est retrouvée dans 60% des tumeurs malignes et dans 90% des tumeurs thyroïdiennes bénignes **[29]**.

3. C-met :

Les tyrosines kinases sont importantes dans la régulation de la croissance et de la différenciation cellulaire. C-met est l'une des tyrosines kinases thyroïdiennes les plus importantes. C'est une protéine transmembranaire qui agit comme récepteur pour l'hépatocyte growth factor (HGF). La surexpression du gène C-met est retrouvée dans environ 50% des cancers thyroïdiens notamment les carcinomes papillaires.

4. Pax-8 :

Le Pax-8 est un facteur de transcription essentiel pour le développement et la différenciation thyroïdienne. Les mutations inactivatrices du Pax-8 entraîneraient une hypothyroïdie congénitale par dysgénésie thyroïdienne. Une surexpression du Pax-8 prédispose au développement de tumeurs thyroïdiennes. Le Pax-8 est exprimé essentiellement dans les tumeurs thyroïdiennes bénignes [30].

5. Oncogène BRAF :

Des mutations de l'oncogène BRAF ont été décrites dans les carcinomes papillaires [31]. Ces mutations pourraient également conduire à des lésions folliculaires bénignes. Krohn, sur une série de 40 nodules thyroïdiens froids bénins, n'a pas retrouvé de mutation de l'oncogène BRAF [32]. Par contre Soares a retrouvé une mutation sur une série de 51 adénomes folliculaires [33].

VI. GENES SUPPRESSEURS DES TUMEURS :

Les gènes suppresseurs de tumeurs sont des gènes récessifs. L'inactivation des deux allèles aura un effet tumorigène. L'inactivation de ces gènes suppresseurs de tumeur est habituellement secondaire à une mutation sur un allèle, associée à une délétion du 2ème allèle.

Ce second mécanisme peut impliquer un nombre important de nucléotides constituant le phénomène de loss of heterozygosity (LOH) au niveau de certains loci chromosomiques.

1. Loss of heterozygosity :

Une perte d'hétérozygotie sur le bras long du chromosome 11 (11q13) a été décrite dans les tumeurs thyroïdiennes folliculaires.

Sur le chromosome 3 il existe un gène suppresseur de tumeur appelé fragile histidine triad ou FHIT. Les altérations du gène FHIT ont été décrites aussi bien dans les adénomes que dans les carcinomes thyroïdiens [34].

2. Cyclin-dépendant Kinases (CDK) :

Le cycle cellulaire est contrôlé en partie par des kinases dépendantes des cyclines encore appelées cyclin dependant kinases ou CDK. Une surexpression des cyclines ou une sous expression des protéines inhibitrices des cyclines favoriserait la tumorigenèse [35].

Une sous expression des inhibiteurs des cyclines est décrite surtout dans les cancers thyroïdiens, mais rarement dans les tumeurs bénignes.

3. Gènes Rb et p53 :

Le rôle du gène du rétinoblastome (ou gène Rb) ainsi que celui du gène p53 sont invoqués par certains auteurs dans la genèse du goitre nodulaire. Cependant ces deux gènes semblent rarement altérés dans les tumeurs thyroïdiennes bénignes. Leur altération est cependant prouvée dans les cancers thyroïdiens peu différenciés ou totalement indifférenciés [36].

VII. ROLE DU NIS : SYMPORTEUR SODIUM / IODE :

Un défaut dans le transport transcellulaire, ou du métabolisme intracellulaire de l'iode, serait une des causes fondamentales dans le mécanisme des nodules thyroïdiens froids.

Une diminution de l'expression du symporteur sodium/iode ou NIS serait responsable d'une diminution du transport cellulaire de l'iode.

Le NIS a été individualisé pour la première fois en 1996 [37]. C'est une glycoprotéine membranaire qui assure le transport actif de l'iode dans la cellule folliculaire. Ce symporteur transporte deux ions Na^+ avec un ion I^-. Le gradient électrochimique de Na^+ est maintenu par l'activité de la Na^+/K^+ ATPase.

Le gène du NIS est localisé sur le chromosome 19p12. Il comporte 15 exons et 14 introns et code pour une glycoprotéine de 643 acides aminés.

1. Régulation de l'expression du NIS :

Les facteurs régulant le NIS sont la TSH, l'iode, la thyroglobuline, les cytokines et l'œstradiol.

a) La TSH :

La TSH régule positivement l'activité du NIS par deux mécanismes :

- La TSH stimule l'expression du NIS par augmentation de la transcription de son gène.
- La TSH stimule également la localisation du NIS au niveau de la membrane basolatérale de la cellule thyroïdienne.

b) L'Iode :

- A coté de la TSH, l'iode est le régulateur principal du NIS. Il est bien connu depuis les observations de Wolff et Chaikoff en 1948, que l'iode inorganique à forte dose inhibe transitoirement le captage de l'iode et la fonction thyroïdienne. Cet effet était attribué à des iodolipides intracellulaires **[38]**.
- La caractérisation du NIS a permis de mieux comprendre l'effet Wolff-Chaikoff. L'iode à forte dose diminue l'expression du NIS. Cette diminution de l'expression du NIS explique secondairement l'échappement à l'effet Wolff-Chaikoff **[39]**.

c) Les Cytokines :

Les cytokines comme les tumor necrosis factors TNFα et β, l'interféron, l'interleukine IL-1α, IL-1β, IL-6 et le transforming growth factor TGF-β inhibent l'expression du NIS.

d) La thyroglobuline :

- La thyroglobuline (Tg) est un puissant inhibiteur des gènes thyroïdiens spécifiques dont le NIS.
- La suppression du NIS par la thyroglobuline, et par conséquent le captage d'iode, est un mécanisme d'auto régulation négatif qui contre balance l'effet stimulant de la TSH sur la fonction thyroïdienne.
- Ce phénomène sus cité explique le profil d'expression du NIS sur les cellules thyroïdiennes normales. En effet il existe une faible expression du NIS dans les follicules larges qui contiennent de grandes quantités de thyroglobuline ainsi que dans les cellules aplaties et inactives. Par contre dans les petits follicules qui contiennent peu de colloïde et de thyroglobuline et dont les cellules thyroïdiennes sont cuboïdes et hyperactives, le NIS est fortement exprimé.

e) L'Œstradiol :

L'œstradiol inhibe l'expression du NIS et stimule la prolifération des cellules thyroïdiennes, ce qui expliquerait la plus grande prévalence des goitres chez les femmes.

2- Mécanismes de transduction cellulaire :

La TSH stimule l'expression du NIS par la voie de l'AMPc – protéine kinase ou MAPK [40]. Il existe également une voie alternative de stimulation indépendante de la protéine kinase, c'est la voie AMPc – Rap1– MEK – ERK.

Une autre voie dépendante de la MAPK, la voie p38 – MAPK stimule aussi l'expression du NIS.

A coté de ces voies stimulantes, il existe au moins deux voies inhibitrices de l'expression du NIS : la voie PI3K et la voie TGF-β / Smad [41].

Par ailleurs le TGF-β inhibe aussi l'expression du NIS via la voie Smad en inhibant l'interaction de Pax-8 avec le promoteur β du gène du NIS.

3. Facteurs de transcription du NIS :

Trois facteurs de transcription représentés par le TTF-1, TTF-2 (ou FOXE-1) et Pax-8 contrôlent l'expression des gènes thyroïdiens spécifiques.

Le gène du NIS contient des régions régulatrices qui sont stimulées par le TTF-1 et le Pax-8.

D'autres facteurs de transcription régulent également l'expression du NIS. Ces facteurs sont : le NTF-1 (NIS-TSH-responsive factor-1) et le Sp-1 [42].

4. Anomalies du NIS dans les nodules thyroïdiens froids :

Une diminution de l'expression du NIS serait la cause du défaut de transport de l'iode dans les cancers thyroïdiens et les nodules froids bénins [43].

Le degré de diminution de l'expression de l'ARNm du NIS varie selon les études. Cette diminution serait due à une

hyper méthylation du promoteur du NIS. Cependant une diminution de l'expression de l'ARNm du NIS n'entraîne pas nécessairement une diminution de l'expression de la protéine NIS. En fait le défaut de transport de l'iode serait plutôt secondaire à une anomalie dans la localisation membranaire du NIS [44].

VIII. ROLE DE LA TSH

La Thyroid Stimulating Hormone (TSH) stimule la croissance des cellules thyroïdiennes directement mais également par potentialisation des autres facteurs de croissance [45-50].

La croissance thyroïdienne peut cependant se faire en l'absence d'élévation de la TSH et parfois même en dépit de taux de TSH abaissés comme on l'observe dans certains goitres nodulaires. Il a même été rapporté dans certaines études une corrélation inverse entre les taux de TSH et la taille des goitres multinodulaires [51-53].

Les effets mitogènes de la TSH sont médiés principalement par la voie de l'AMP cyclique [54] après couplage du récepteur de la TSH à la protéine Gs et activation de l'adényl cyclase. D'autres voies accessoires pourraient médier l'action mitogénique de la TSH notamment la voie des MAP Kinases (mitogen-activated-protein kinases).

Au niveau intracellulaire, les différentes cascades de signalisation mitogène aboutissent au niveau des protéines qui coordonnent les différentes phases du cycle cellulaire à savoir les cyclines, les kinases dépendantes des cyclines (CDK) et les inhibiteurs de ces kinases (CDKI). La CDK4, activée par les cyclines D, inactive par phosphorylation la protéine oncosuppressive Rb, ce qui va permettre la procession irréversible du cycle cellulaire [55].

Les mutations de la protéine Gs ou du récepteur de la TSH sont un des mécanismes pathogéniques essentiels des nodules thyroïdiens toxiques [56]; cependant leur implication dans la pathogénie des nodules froids et des cancers thyroïdiens est controversée, vu leur faible prévalence dans ces pathologies [57-58].

IX. GENES DE PREDISPOSITION

Les facteurs génétiques sont souvent incriminés dans la pathogénie du goitre du fait d'une forte prévalence des formes familiales et en raison d'une forte concordance chez les jumeaux homozygotes par rapport aux jumeaux dizygotes. Mais, si le rôle de la génétique est indéniable dans la genèse du goitre, le partage d'un même environnement par les mêmes membres d'une famille ne peut pas être exclu.

Les gènes codants pour les protéines impliquées dans la synthèse des hormones thyroïdiennes tels la thyroperoxydase (TPO), la thyroglobuline (TG), le symporteur iode/sodium (NIS), la pendrine (ou PDS) ainsi que le récepteur de la TSH sont des gènes candidats qui pourraient être impliqués dans la pathogénie du goitre diffus ou nodulaire.

Une étude de liaison, faite dans une famille canadienne comportant 18 cas de goitre multi nodulaire non toxique, a identifié un locus de prédisposition localisé sur le chromosome 14q appelé MNG-1 [59]. Ce même Locus a également été retrouvé chez une autre famille d'origine Allemande [60].

Un autre gène de prédisposition localisé sur le chromosome X (Xp22) a aussi été décrit dans une famille Italienne [61].

Une variante génétique du gène de la thyroglobuline (TG) a également été décrite. Celle ci consiste en une substitution d'une guanine en thymine en position 2610. Cette anomalie conduit au remplacement de l'histidine par une glutamine au niveau du codon 870. Cette mutation, localisée sur l'exon 10 du gène de la TG, a été décrite dans trois familles **[62]**. De leur coté Hishinuma et Coll. ont trouvé deux nouvelles substitutions de résidus de tyrosine sur la molécule de TG qui causent un défaut du transport intracellulaire de la thyroglobuline dans un type de goitre adénomateux euthyroïdien **[63]**.

Gonzalez-Sarmiento a retrouvé une large délétion hétérozygote du gène de la TG comportant le promoteur du gène et les exons 1 à 11 du gène de la TG associée à un goitre euthyroïdien **[64]**.

Des mutations du gène de la thyropéroxydase (TPO) ont également été rapportées. La majorité de ces mutations entraînent la survenue d'un goitre associé à une hypothyroïdie. Mais, parfois ces mutations entraînent l'apparition d'un goitre avec une fonction thyroïdienne normale.

Depuis la caractérisation moléculaire du gène du NIS, des anomalies de ce gène ont été associées à plusieurs pathologies thyroïdiennes. Il existe actuellement au moins deux études qui ont montré que la mutation homozygote T354P est associée à un goitre euthyroïdien **[65,66]**.

Les mutations du gène de la pendrine entraînent l'apparition du syndrome de Pendred qui associe une surdité neurosensorielle congénitale à un goitre. La majorité des patients comportant ce syndrome sont en euthyroïdie clinique et biologique. Le gène de la pendrine est donc un gène candidat pour le développement d'un goitre euthyroïdien.

Par ailleurs, les études de liaison génétique ont identifié quatre loci candidats sur les chromosomes 2q, 3p, 7q et 8p **[67]**.

X. HETEROGENEITE DE CROISSANCE DES CELLULES THYROÏDIENNES :

Les cellules thyroïdiennes sont caractérisées par une hétérogénéité fonctionnelle et structurelle avec un potentiel de croissance différent d'une cellule à une autre, en réponse à des facteurs goitrigènes. Ceci explique la nodularisation fréquente de la thyroïde avec le temps [68].

En général il faudrait une longue période pour que les lésions nodulaires se manifestent cliniquement car les cellules au potentiel de croissance rapide ne subissent que quelques divisions cellulaires supplémentaires annuellement par rapport aux cellules avoisinantes.

Cette petite différence explique pourquoi la majorité des goitres paraissent homogènes chez les enfants et les adolescents alors qu'ils se nodularisent chez les sujets plus âgés. Les nodules qui apparaissent chez les enfants témoigneraient de l'existence parfois de cellules à potentiel de croissance très élevé.

Dans la majorité des cas, les cellules thyroïdiennes possèdent des mécanismes de contrôle qui limitent leur division en réponse à une stimulation par la TSH [69]. Cependant dans quelques cas les cellules thyroïdiennes ne possèdent pas ces mécanismes de contrôle, ce qui les pousse à se multiplier à une vitesse plus rapide, même en l'absence d'une stimulation par la TSH [70-72]. Ce dernier processus va finalement conduire à la formation de nodules thyroïdiens.

EPIDEMIOLOGIE ET HISTOIRE NATURELLE DU GOITRE NODULAIRE

Les nodules thyroïdiens sont très fréquents puisque 4 à 7% de la population adulte Nord Américaine a un nodule thyroïdien palpable [73-74].

La fréquence du goitre nodulaire augmente avec l'âge notamment chez la femme et avec le degré de carence iodée. Cependant les nodules thyroïdiens existent également dans les zones non carencées en iode et même en présence d'un excès d'iode [75-76].

Dans la Whickham survey qui est une étude de cohorte de 2779 sujets représentatifs de la population adulte d'une région du Royaume Uni, 15,5% des participants avaient un goitre palpable avec un sex-ratio de 4,5F/1H [77].

Au Danemark un goitre palpable a été retrouvé chez 9,8% de la population en zone de carence iodée légère. Ce pourcentage augmente à 14,6% en zone de carence iodée modérée [78].

La fréquence des goitres et des nodules thyroïdiens augmente encore plus lorsque la thyroïde est évaluée par échographie ou dans les études autopsiques où 30 à 50% de la population générale présentent des nodules thyroïdiens [79-82].

L'utilisation de sondes d'échographie de plus en plus performantes améliore davantage la sensibilité de cette technique. En utilisant une sonde de 7,5 MHz dans une région finlandaise 27% des femmes et 15% des hommes avaient des nodules thyroïdiens. L'utilisation d'une sonde de 10 MHz dans une étude Californienne a permis de détecter des nodules thyroïdiens chez 72% des femmes et 41% des hommes [83].

Par ailleurs, 48% des patients qui avaient un nodule thyroïdien palpable présentaient des nodules supplémentaires à l'échographie [84].

Dans l'étude de Framingham, l'incidence annuelle des nodules thyroïdiens était de 1 pour mille, et le risque de développer un nodule thyroïdien augmentait à 5 puis à 10% durant la vie [85].

Concernant l'histoire naturelle des nodules thyroïdiens, il est classiquement admis que celle-ci se fait vers l'augmentation progressive de leur taille. Cependant, l'histoire réelle de la croissance ou de la fonction des nodules thyroïdiens est difficile à prédire vu l'absence de paramètres spécifiques de croissance tissulaire.

Il a été estimé, sur la base d'études échographiques, que les goitres multi nodulaires augmentent en moyenne de 4.5% par an **[86]**.

Il est aussi bien admis que les nodules solides ont plus tendance à augmenter de taille comparativement aux nodules kystiques **[87]**.

Pour Brander 35% des nodules suivis durant une période de 5 ans ont augmenté de taille **[88]**. Pour cet auteur l'augmentation de volume des nodules thyroïdiens initialement bénins à l'étude cytologique ne signifie pas forcement une fausse négativité de l'étude cytologique ou une transformation maligne des nodules. Il s'agirait plutôt d'une évolution naturelle des nodules bénins. La quasi-totalité des nodules qui ont augmenté de taille se sont révélés bénins lors de l'étude cytologique de contrôle.

EXPLORATION DU GOITRE NODULAIRE

L'évaluation ou l'exploration d'un goitre nodulaire se base sur les données de l'anamnèse et de l'examen clinique qui seront systématiquement complétées par un certain nombre d'examens para cliniques.

A. EVALUATION CLINIQUE :

1. Signes fonctionnels :

En dehors d'une tuméfaction cervicale dont l'importance est variable, en fonction du degré d'hypertrophie thyroïdienne, il n'existe généralement pas de corrélation étroite entre la taille du goitre et les plaintes des patients. Lorsqu'ils sont présents, les signes d'appels habituels sont le plus souvent dus à la compression des structures vitales situées au niveau du cou et/ou de la cavité thoracique supérieure.

Les signes compressifs apparaissent essentiellement quand il y a une extension endothoracique du goitre. Cette extension vers le médiastin antérieur peut entraîner une compression des confluents veineux (veine jugulaire, veine sous-clavière, veine cave supérieure). Ce phénomène peut être attesté par la recherche du signe de Pemberton qui consiste à étendre les bras au dessus de la tête, coudes collés contre les oreilles.

En cas de compression veineuse, cette attitude entraînera une distension des vaisseaux du cou avec un aspect violacé du visage [89].

La dyspnée, la toux et le stridor traduisent les signes de compression trachéale.

En cas d'extension endothoracique, les signes de compression sont présents chez 30 à 85% des patients. Mais, il n'est pas établi avec certitude si les signes compressifs sont dus au volume important du goitre ou à l'extension endothoracique. Les signes respiratoires lorsqu'ils existent sont aggravés par le décubitus.

Le rétrécissement progressif de la lumière trachéale entraîne initialement une dyspnée. Au début le stridor est observé seulement à l'effort, par la suite il est également présent au repos. Il est à noter qu'une exacerbation aigue de l'obstruction des voies aériennes supérieures peut être d'origine bénigne, en rapport avec une hémorragie intra nodulaire ou une infection respiratoire qui entraînent un œdème trachéal. Cependant une détresse respiratoire aigue, qui nécessite le plus souvent une intubation, est d'origine maligne dans 20 à 50 % des cas [90].

La compression trachéale peut être objectivée même en l'absence de symptômes cliniques. Gittoes lors d'une étude spirométrique, a retrouvé une obstruction des voies aériennes supérieures chez un tiers des patients [91].

La gêne à la déglutition est un symptôme banal, elle doit être distinguée de la dysphagie par compression oesophagienne qui n'est observée qu'en cas de goitre volumineux ou plongeant [92]. La compression des nerfs récurrents est plus rare, elle s'exprime rarement par une voix bitonale. Elle s'exprime habituellement par une voix assourdie et étouffée. A cette dysphonie s'associent parfois des troubles de la déglutition surtout pour les liquides, car les nerfs récurrents commandent l'ouverture de la bouche de Killian. Le syndrome de Horner, en rapport avec une compression de la chaîne sympathique cervicale, ou la paralyse du nerf phrénique sont extrêmement rares. Leur présence chez un sujet goitreux doit faire évoquer la malignité.

2. Examen clinique :

De toutes les glandes endocrines, la glande thyroïde est la plus accessible à l'examen clinique. La thyroïde peut être palpable à l'état normal chez les sujets longilignes au cou gracile. Par contre l'examen est parfois difficile chez les sujets obèses, au cou court et épais.

La palpation cervicale permet :

- d'apprécier le volume et la consistance de la thyroïde.
- de rechercher la présence de nodules thyroïdiens et d'évaluer certaines de leurs caractéristiques comme la taille, la localisation, la consistance et la mobilité.
- de découvrir des adénopathies au niveau des chaînes jugulo-carotidiennes, spinales, sus claviculaires et sus isthmiques notamment pour le ganglion Delphien.

L'examen clinique est cependant l'objet d'une grande variabilité intra et inter observateurs.

L'OMS dans son dernier rapport sur l'évaluation des troubles dus à la carence iodée de 2007 classe les goitres en 3 grades **[Tableau 6] [93]** :

Tableau 6 : Classification clinique des goitres

Grade 0	Pas de goitre visible ou palpable
Grade 1	Goitre palpable mais non visible le cou en position normale. Sont également classés dans cette catégorie les nodules thyroïdiens sur thyroïde de taille normale
Grade 2	Goitre visible quand le cou est en position normale

Une thyroïde est dite goitreuse ou hypertrophiée lorsque la taille d'un lobe thyroïdien est supérieure à la taille de la dernière phalange du pouce du sujet examiné **[93]**.

L'interrogatoire et l'examen clinique sont des étapes essentielles pour évaluer le risque de malignité d'un nodule thyroïdien.

L'histoire familiale vise à rechercher la notion de cancer médullaire de la thyroïde, entrant ou non dans le cadre d'une néoplasie endocrinienne multiple, ainsi que la présence de carcinome papillaire isolé ou associé à une polypose familiale, ou à certaines anomalies très rares comme le syndrome de Gardner (qui associe une polypose familiale à d'autres tumeurs : ostéomes crâniens, kystes épidermoides, lipomes, cancers ampullaires et tumeurs de la thyroïde) ou à la maladie de Cowden (ou syndrome des hamartomes multiples qui associe des adénomes et des carcinomes de la thyroïde, des tumeurs du sein, une polypose gastro-intestinale et des tricholemmomes de la face et du cou).

Le risque de cancer est plus élevé aux âges extrêmes c'est-à-dire avant 20 ans et après 60 ans. Bien que la pathologie nodulaire thyroïdienne soit 5 à 10 fois plus fréquente chez la femme, la fréquence du cancer thyroïdien est presque égale dans les deux sexes. De ce fait, le nodule thyroïdien est plus suspect chez l'homme.

Une irradiation cervicale durant l'enfance est un facteur de risque supplémentaire pour la survenue d'un cancer thyroïdien.

Le mode d'évolution d'un nodule thyroïdien est également à prendre en considération. Un nodule thyroïdien est suspect de malignité s'il augmente rapidement de taille. Cette augmentation est d'autant plus suspecte si elle survient sous traitement hormonal freinateur. Par contre une augmentation trop brutale d'un nodule, est le plus souvent secondaire à une kystisation ou à une hémorragie intra nodulaire, néanmoins, elle peut se voir également en cas de carcinome anaplasique ou de lymphome thyroïdien.

B. EVALUATION HORMONALE :

1. Thyréostimuline (TSH) :

Le dosage de la TSH est le premier test à utiliser, il est plus sensible que le dosage des hormones thyroïdiennes libres pour le dépistage des états d'hypo et d'hyperthyroïdie. Il existe une relation log-linéaire entre la TSH et la T_4 libre qui s'étend sur tout le spectre des pathologies thyroïdiennes de l'hypothyroïdie primaire à l'hyperthyroïdie. Des modifications minimes de la T_4 libre entraînent une réponse amplifiée de la concentration de TSH.

Méthodes de dosage de la TSH : [Tableau 7]

Les premières méthodes de dosage utilisées dés 1965 étaient des méthodes radio immunologiques qui utilisaient des anticorps poly clonaux. Elles avaient une faible sensibilité de l'ordre de 1 à 2 Mu/L. Elles ne permettaient de dépister que les hypothyroïdies et aidaient à l'ajustement de leur traitement.

Dés 1995, L'apparition des anticorps monoclonaux a permis le développement de dosages immunométriques et d'abaisser ainsi la limite de détection des dosages.

Ces derniers sont dits dosages ultrasensibles de deuxième et troisième génération. Ils utilisent des marqueurs isotopiques ou non isotopiques.

Tableau 7 : Méthodes de dosage de la TSH

Années TSH	1965 – 1985 Première génération	1984 Deuxième génération	1989 Troisième Génération
Sensibilité fonctionnelle mUI/l	1 – 2	0,1 – 0,2	0,01 – 0,02
Anticorps	Anticorps Polyclonaux	2 Ac monoclonaux ou 1 monoclonal et 1 polyclonal	2 Ac monoclonaux ou 1 monoclonal et 1 polyclonal
Marqueur	Isotopique	- Isotopique - Enzymatique - Luminescent - Fluorescent	- Enzymatique - Luminescent - Fluorescent
Normes mu /l	< 10	0,15 – 3,5	0,4 – 4
Type de dosage	Compétition	Immunométrique	Immunométrique

Les dosages utilisés actuellement sont des dosages immunométriques ou sandwich. Ils utilisent deux anticorps : un anticorps monoclonal fixé sur un support solide qui va capturer la TSH, laquelle se lie ensuite à un deuxième anticorps mono ou polyclonal marqué. La mesure du signal est directement proportionnelle à la concentration de TSH.

Le traceur utilisé peut être radioactif (dosage IRMA-isotope Iode-125), enzymatique (IEMA – Enzyme peroxydase ou phosphatase alcaline), fluorimétrique (IFMA) ou chimiluminescent (ICMA – Luminol, dioxétanes, esters d'acridinium).

Les dosages immunométriques, qui sont souvent automatisés, permettent une meilleure calibration des dosages.

L'amélioration de la sensibilité, dans les basses concentrations notamment par les dosages de troisième génération, permet de mieux évaluer le niveau de freinage hypophysaire au cours de l'hormonothérapie frénatrice.

2. Hormones thyroïdiennes : thyroxine (T_4) et triiodothyronine (T_3) :

Les hormones thyroïdiennes circulent dans le sérum sous deux formes en équilibre, une forme libre bio active et une forme majoritaire liée à des protéines de transport. Ce sont les concentrations d'hormones libres qui régulent la sécrétion hypophysaire de TSH, et qui lorsqu' elles sont anormales, sont responsables des manifestations cliniques.

Les dosages des fractions libres des hormones thyroïdiennes ont ainsi une meilleure sensibilité et spécificité diagnostique par rapport à ceux des hormones totales.

Le principe de compétition est utilisé pour doser la thyroxine et la triodothyronine, car ces molécules sont de taille trop faible pour être analysées par les méthodes immunométriques ou sandwich.

Le sérum à étudier est incubé avec un anticorps antihormone et un traceur qui est l'hormone native marquée par une molécule pouvant engendrer un signal isotopique, fluorescent, enzymatique ou luminescent.

Le traceur et l'anticorps sont ajoutés en quantité limitée pour réaliser une compétition entre le traceur et l'hormone à doser vis-à-vis des sites anticorps. La concentration d'hormone sera inversement proportionnelle au signal émis.

Le dosage des hormones libres est un dosage difficile, et la difficulté majeure vient du fait qu'il ne faut pas perturber l'équilibre qui existe in vivo entre les fractions libre et liée par l'ajout des réactifs. Cette condition n'est en pratique jamais parfaitement satisfaite y compris avec les méthodes de référence. De ce fait aucune méthodologie ne permet de doser de façon parfaite les concentrations d'hormones libres circulantes.

Le dosage des hormones thyroïdiennes libres se fait selon différentes méthodes. Les méthodes de référence consistent à doser l'hormone, après avoir séparé la fraction libre de la fraction liée par un moyen physique : membrane de dialyse, chromatographie ou ultrafiltration. Ces méthodes sont longues, peu reproductibles et difficilement compatibles avec des analyses de routine.

La majorité des méthodes utilisées en pratique quotidienne sont des méthodes dites directes en une ou deux étapes. Elles ont en commun une réaction directe du sérum avec un anticorps antihormone monoclonal ou polyclonal.

Dans les méthodes en deux étapes, l'hormone libre est dans un premier temps extraite du sérum par un anticorps, et la fraction liée est éliminée. Un lavage assure l'élimination complète des protéines.

La deuxième étape met en contact le traceur avec les sites anticorps restés libres. L'avantage de cette méthode est qu'il n y a pas de contact direct du traceur ligand avec le sérum. Elle est donc moins sujette aux interférences dues à des anomalies des protéines de transport et ou à des anticorps anti-hormones thyroïdiennes. Mais cette méthode avantageuse est tout de même lourde et peu reproductible.

Dans les méthodes en une étape, tous les composants du dosage sont mis en incubation en même temps.

Les méthodes actuelles en une étape sont des méthodes où le signal est porté par l'anticorps. La compétition pour les sites anticorps est réalisée entre l'hormone libre et un ligand fixé sur un support solide. Ce ligand est souvent une molécule voisine de l'hormone à doser: T_3 pour le dosage de la T_4 et T_2 pour le dosage de la T_3.

3. Anticorps antithyroïdiens :

Le dosage des auto-anticorps antithyroïdiens anti-thyroperoxydase (anti-TPO) et anti thyroglobuline (anti Tg) permet de dépister les thyroïdites auto-immunes. Néanmoins les anticorps peuvent également être présents à des taux faibles en cas de pathologie thyroïdienne non auto-immune et chez des sujets normaux où leur prévalence augmente avec l'âge **[Tableau 8]**.

Tableau 8 : Prévalence des anticorps antithyroïdiens chez les sujets témoins et au cours des pathologies

	Anti-TPO (%)	Anti-Tg (%)
Thyroïdite auto-immune	92 – 100	38 – 70
Pathologie thyroïdienne non auto-immune	< 20	< 20
Sujets contrôles	8 – 10	0

Les anticorps anti-TPO et anti-Tg sont dosés par des méthodes de type sandwich ou compétition, en utilisant un marqueur isotopique, enzymatique ou luminescent. La meilleure sensibilité et spécificité est obtenue avec les réactions de type compétition.

Les anticorps anti-TPO sont les anticorps antithyroïdiens les plus sensibles pour le diagnostic des maladies thyroïdiennes auto-immunes [94]. C'est l'examen à demander en première intention. Les anticorps anti-Tg ne sont recommandés qu'en cas de suspicion de maladie thyroïdienne auto-immune à anticorps anti-TPO négatifs.

4. Calcitonine (TCT) :

La calcitonine est le marqueur tumoral du cancer médullaire de la thyroïde et son taux est proportionnel à la charge tumorale [95]. Le cancer médullaire de la thyroïde représente moins de 10% des cancers thyroïdiens. Ce cancer est retrouvé dans une proportion de 0.5% sur l'ensemble des nodules thyroïdiens.

Une méthode Immunométrique doit être utilisée pour le dosage de la calcitonine.

Le dosage de la TCT est recommandé par certains auteurs en cas de pathologie nodulaire thyroïdienne afin de dépister le cancer médullaire de la thyroïde [96].

Cependant, la fréquence des hyper calcitoninémies secondaires diminue sa spécificité. La TCT peut être élevée au cours de :

- La thyroïdite lymphocytaire qui entraîne une hyperplasie des cellules à calcitonine
- L'insuffisance rénale

- Le traitement par les inhibiteurs de la pompe à protons
- En présence d'anticorps hétérophiles

C. ECHOGRAPHIE THYROÏDIENNE :

Les avancées technologiques de l'imagerie par ultrasons ont fait qu'actuellement, l'échographie cervicale représente le moyen le plus sensible pour la détection et la prise en charge des lésions thyroïdiennes. C'est un examen simple, disponible, peu coûteux et non irradiant. Pour cela il est recommandé en première intention, en cas d'anomalie thyroïdienne à l'examen clinique.

La sensibilité de l'échographie est telle, qu'elle modifie les données de l'examen clinique dans environ deux tiers des cas, par découverte de lésions thyroïdiennes non soupçonnées cliniquement.

Vu la fréquence élevée des incidentalomes thyroïdiens dans la population générale :15 à 65% selon certains auteurs [97], vu les controverses que suscitent les incidentalomes quant à leur prise en charge, de même que l'inquiétude des patients vis-à-vis des lésions découvertes systématiquement, un certain nombre d'auteurs pensent que l'échographie n'est pas recommandée de façon systématique en l'absence d'anomalies à l'examen clinique ou de situations particulières telles que des antécédents personnels d'irradiation ou familiaux de cancer thyroïdien.

La glande thyroïde est une glande superficielle facilement étudiable. On utilise habituellement des sondes linéaires de haute fréquence (7.5 à 14 MHz) dont les avantages sont la haute résolution. Les inconvénients sont représentés par la petitesse du champ et la limitation des images en profondeur.

Pour cela des sondes de plus faible fréquence peuvent être nécessaires pour l'exploration des goitres volumineux, et les sondes convexes à petit rayon de 6 à 8 MHz sont nécessaires pour étudier les goitres plongeants.

Les appareils équipés d'un mode doppler permettent d'étudier la vascularisation intra nodulaire qui est en faveur de la malignité.

L'examen échographique doit comprendre des coupes transversales et longitudinales des deux lobes et de l'isthme, ainsi qu'une analyse des aires ganglionnaires.

L'échographie permet d'étudier l'échostructure de la glande qui est habituellement homogène avec un gradient d'échogénécité observé entre le muscle sterno-cléido-mastoïdien et le parenchyme thyroïdien. Cet examen permet également de prendre les dimensions de la glande qui varient selon le poids, l'âge, l'origine géographique et le statut iodé. Les dimensions d'une thyroïde normale, chez l'adulte, sont **[98]** :

- Hauteur : 40 – 60mm.
- Largeur : 10 – 20mm.
- Epaisseur : 10 –20mm.
- Isthme < 5mm

Le volume de chaque lobe peut être estimé en l'assimilant à un ellipsoïde. Ce volume sera calculé ainsi :

Volume d'un lobe = Hauteur x Largeur x Epaisseur x $\pi / 6$

Le volume de la thyroïde = somme des volumes des deux lobes.

L'isthme n'est habituellement pas pris en compte sauf s'il est très épaissi. Le volume thyroïdien moyen en France est estimé entre 10 et 20 ml. La mesure du volume thyroïdien par la méthode ellipsoïde présente un coefficient de variation inter observateur de 10% et une erreur de mesure de 10 à 16% comparativement aux mesures autopsiques **[99]**.

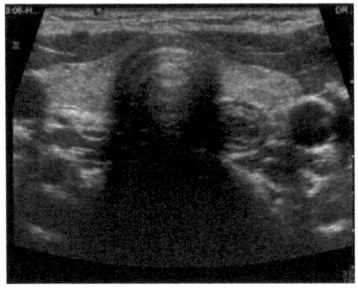

Echographie thyroïdienne normale :
Coupe transversale

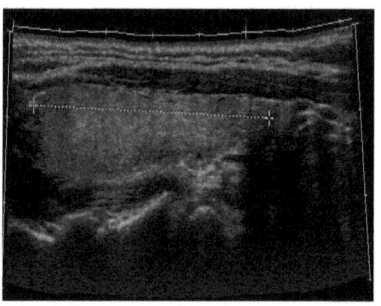

Echographie thyroïdienne normale :
Coupe longitudinale

D'un autre coté, l'échographie thyroïdienne permet de définir les nodules thyroïdiens qui sont des formations intra thyroïdiennes circonscrites retrouvées dans différents plans.

Le nodule se distingue du parenchyme adjacent par une échogénécité différente ou par le refoulement des structures vasculaires qui l'entourent donnant le halo, d'où l'intérêt de la recherche du halo périphérique des nodules isoéchogènes.

L'échostructure du nodule peut être solide, hypo, iso ou hyper échogène; liquidienne ou mixte.

L'échographie permet également de rechercher les critères échographiques en faveur de la malignité **[100]**. Parmi ces critères, nous retenons : **[Tableau 9]**

- le caractère solide hypoéchogène
- les contours irréguliers
- l'absence du signe du halo
- la présence de microcalcifications
- l'existence d'une vascularisation intra nodulaire
- Un diamètre antéropostérieur supérieur au diamètre transverse.

Ces critères ne sont pas pathognomoniques mais leur association constitue un argument de forte présomption en faveur de la malignité.

Tableau 9 : Signes échographiques en faveur de la malignité

Critères échographiques	Sensibilité %	Spécificité %	VPP %	VPN %
Microcalcifications	26– 59	85 – 95	24–70	41–94
Hypoéchogenecité	26– 87	43– 94	11–68	73 – 93
Caractère solide	69 – 75	52– 55	15 – 27	88 – 92
Contours irréguliers ou absence de halo	17 – 77	28 – 85	9 – 60	38 – 97
Vascularisation intra nodulaire	54 – 74	78 – 80	24 – 41	85 – 97
Plus haut que large	32	92	66	74

L'elastographie qui étudie la rigidité des nodules thyroïdiens permet également de prédire le risque de malignité des nodules si elle retrouve un ratio de rigidité élevé entre les nodules et le tissu avoisinant.

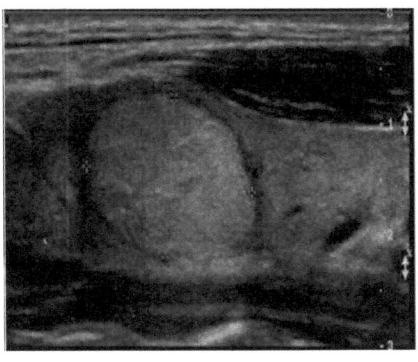

Nodule isoéchogéne avec un halo clair

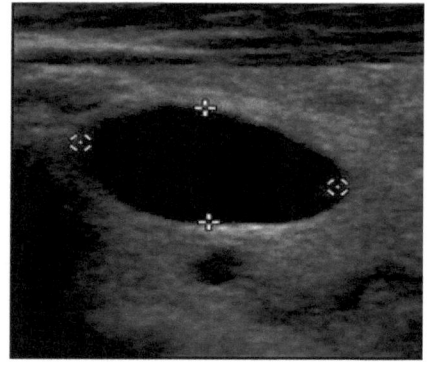

Nodule kystique

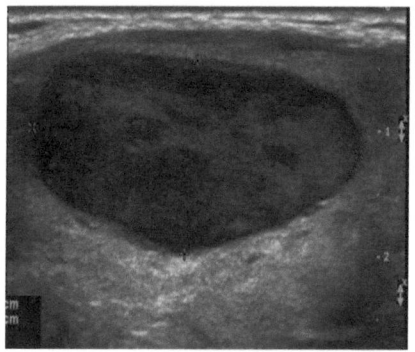

Nodule hypoéchogéne

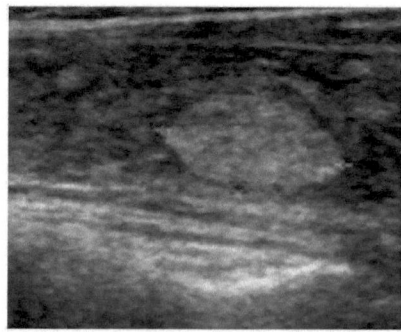

Nodule hyperéchogéne

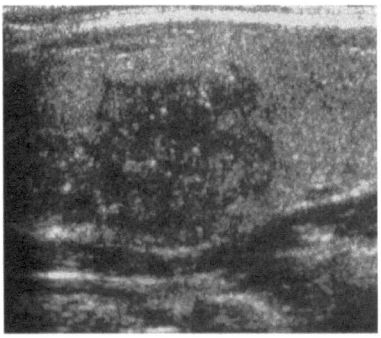

Nodule hypoéchogéne mal limité avec microcalcifications

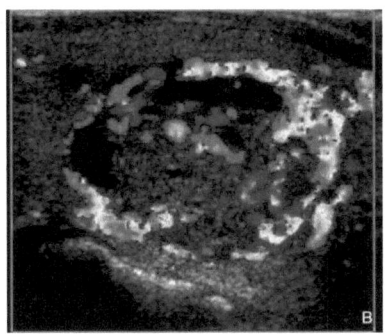

Nodule hypervascularisé au doppler

L'échographie cervicale permet par ailleurs d'étudier les chaînes ganglionnaires. Des ganglions normaux peuvent être visualisés mais, il est essentiel de les différencier des adénopathies pathologiques.

Le caractère pathologique d'une adénopathie se définit par [101] :
- La taille
- Le caractère globuleux,
- Le caractère hypoéchogène
- La perte du hile central et son caractère hypervasculaire.

L'échographie permet enfin de guider les cytoponctions en cas de nodule non palpable ou en cas de nodule mixte afin de ponctionner la partie solide.

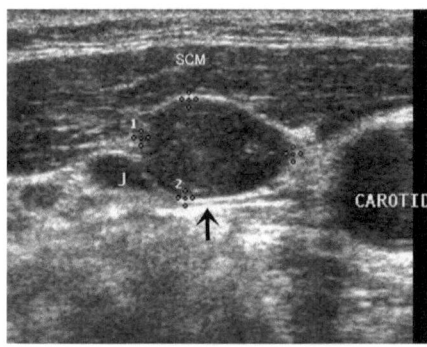

Adénopathie jugulo-carotidienne

D. SCINTIGRAPHIE THYROÏDIENNE :

La scintigraphie thyroïdienne est utilisée depuis plus d'un demi-siècle. Cependant, bien que la résolution de la scintigraphie puisse être augmentée à 6 à 7mm par l'utilisation de la tomographie [102], celle-ci se situe loin derrière la résolution de l'échographie. De ce fait la scintigraphie a actuellement peu de place dans l'évaluation morphologique des goitres. Par contre elle garde une place prépondérante dans l'évaluation de la fonction des nodules thyroïdiens.

1. Traceurs utilisés :

L'iode 131, l'iode 123 et le technétium 99m sont les isotopes classiquement utilisés pour les scintigraphies. Les critères du choix d'un isotope par rapport à un autre sont sa concentration préférentielle dans la glande thyroïde, sa faible irradiation, son coût, sa disponibilité et son émission gamma dont l'énergie est compatible avec l'appareillage utilisé.

a. L'iode 131 :

C'est le premier isotope utilisé pendant de nombreuses années vu son stockage facile et son faible coût, cependant sa forte irradiation doit le faire réserver uniquement au traitement du cancer de la thyroïde et des hyperthyroïdies.

b. L'iode 123 :

Son émission gamma de 159 kev et sa dosimétrie favorable en font le meilleur isotope de l'iode pour la scintigraphie.

Cependant, sa demi-vie courte, sa non disponibilité en permanence et son coût élevé limitent son utilisation.

c. Technetium 99m :

Vu son faible coût et sa disponibilité, le technétium 99m est l'isotope le plus couramment utilisé pour l'imagerie isotopique thyroïdienne.

Le technétium 99m pénètre dans la cellule thyroïdienne sous forme de pertechnétate $^{99m}TcO4$ (ou Tc 99m) grâce à un captage cellulaire actif par le NIS, cependant, une fois à l'intérieur de la cellule, le technétium n'est pas oxydé. Il existe une grande similitude entre les résultats de la scintigraphie au Tc 99m et ceux de l'iode. Il existe seulement 3 à 8% de nodules faussement captant au Tc 99m et froids à l'iode.

En fonction de leur expression scintigraphique, les nodules thyroïdiens sont classés en nodules chauds ou hyperfonctionnels qui sont exceptionnellement malins et en nodules froids qui peuvent être malins dans 5 à 10% des cas, mais vu que la majorité des nodules (75 à 95%) sont froids à la scintigraphie, la valeur prédictive positive pour un nodule froid d'être malin est faible.

L'utilisation d'autres isotopes comme le ^{201}Thallium et le ^{99m}Tc-MIBI qui se concentrent préférentiellement dans les nodules malins a été préconisée, mais leur faible sensibilité et spécificité n'autorise pas leur utilisation de façon courante et les fait réserver à des situations particulières par exemple lorsque la cytologie n'est pas réalisable du fait d'un traitement anticoagulant ou d'un trouble de la crase sanguine.

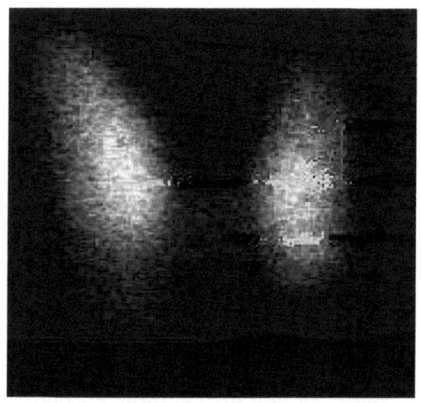

Scintigraphie thyroïdienne normale

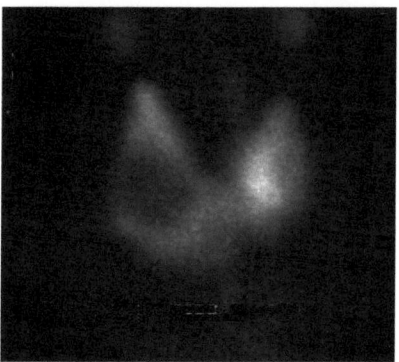

Nodule froid droit

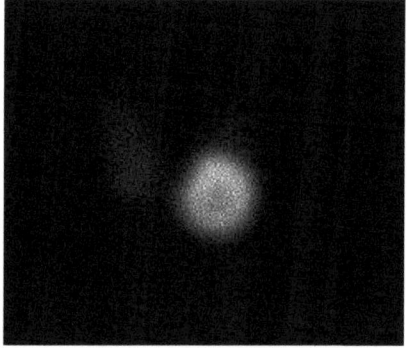

Nodule hyperfixant gauche

E. CYTOLOGIE THYROÏDIENNE :

La ponction thyroïdienne a été décrite pour la première fois par Martin et Elis en 1930 **[103]**, mais les premières biopsies n'étaient pas bien acceptées car elles utilisaient de grosses aiguilles. De ce fait, le taux de complications était élevé. La cytoponction thyroïdienne n'a connu un véritable essor qu'avec l'utilisation des aiguilles fines à partir des années soixante dans les pays scandinaves et à partir des années quatre vingt dans les pays nord Américains.

L'étude cytologique a permis de diviser par quatre le nombre de nodules thyroïdiens opérés, tandis que le nombre de cancers opérés représente actuellement 30% des lésions soumises au chirurgien. La cytologie thyroïdienne constitue la méthode diagnostique la plus efficace pour estimer la probabilité de bénignité ou de malignité d'un nodule. Elle est donc à utiliser en première intention dans la stratégie diagnostique devant un nodule thyroïdien.

Actuellement, la cytoponction est réalisée à l'aide d'aiguilles fines de 22 à 27G (habituellement 25G) qui ont l'avantage d'être quasi indolores et procurent des prélèvements peu hémorragiques.

Elle s'effectue soit sous aspiration avec une aiguille montée sur une seringue, soit sans aspiration par capillarité.

La cytoponction peut être effectuée sous contrôle de l'échographie notamment en cas de nodule non palpable, ou de nodule mixte afin de guider l'aiguille vers la partie charnue du nodule. L'échoguidage permet d'améliorer sensiblement les résultats de la cytoponction.

La cytoponction thyroïdienne est une méthode sure et ses complications rares à type de saignement intranodulaire notamment. L'implantation de cellules cancéreuses sur le trajet de l'aiguille est exceptionnelle et ne constitue pas en soi un véritable problème **[104]**.

Deux à quatre ponctions sont habituellement réalisées par nodule.

Une fois effectuée, le produit de ponction est rapidement étalé sur lames et fixé soit à l'air soit avec de l'alcool.

Les produits fixés à l'air sont colorés avec la May-Giemsa-Grunwald qui permet d'étudier les caractéristiques cytoplasmiques. Par contre les lames fixées à l'alcool sont colorées avec le Papanicalou qui permet surtout d'étudier les caractéristiques nucléaires **[105]**.

Un prélèvement adéquat doit ramener au moins quatre à cinq amas cellulaires interprétables. Une ponction ne comportant pas assez de cellules est déclarée non significative et ne pourra pas être interprétée.

Les prélèvements inadéquats ou non diagnostiques constituent 2 à 20% des prélèvements (en moyenne 15%) **[106]**. Plusieurs facteurs influencent ce taux, tels l'habilité de l'opérateur, la vascularisation du nodule, la composante kystique du nodule et les critères utilisés pour juger de l'adéquation du prélèvement. La répétition des ponctions permet d'obtenir au moins 50% de résultats satisfaisants dans les ponctions considérées initialement comme non diagnostiques ou inadéquates **[107]**.

Pour rentabiliser au maximum cette technique, les cytoponctions doivent être interprétées par des cytologistes ayant une connaissance approfondie de la cytologie thyroïdienne.

Les principaux paramètres à analyser qui doivent figurer dans le compte rendu sont :
- L'aspect macroscopique
- La qualité et la richesse des préparations : satisfaisante ou insuffisante.
- La composition du fond des étalements : présence de colloïde, de cellules inflammatoires et leur type : macrophages, polynucléaires.
- Architecture des placards cellulaires : vésicules entières ou non, macro ou microvésicules, placards cellulaires lâches ou compacts.
- L'aspect individuel des cellules : régularité de taille et de forme, texture et affinité tinctoriale des cytoplasmes et des noyaux, présence de grains cytoplasmiques, d'inclusion ou de fissures nucléaires.

Les résultats de la cytologie sont classés en 4 catégories **[108]**.

1. Cytologie bénigne :
- Elle représente l'éventualité la plus fréquente, soit environ 70% des résultats (53 à 90%).
- Les cytologies bénignes sont représentées par les nodules colloïdes, les thyroïdites aigues, subaiguës et chroniques, et les kystes.
- Le risque de malignité (ou faux négatifs) de ces lésions bénignes est généralement faible, inférieur à 5%. L'expérience du cytologiste et le contrôle de la cytologie durant le suivi permettra de surmonter ces faux négatifs.

2. Cytologie suspecte :
- il est généralement difficile de différencier les lésions folliculaires bénignes des lésions folliculaires malignes sur la cytologie, d'où la classification des lésions folliculaires comme étant suspectes, à fortiori si elles sont à prédominance microvésiculaires ou trabéculaires ou à cellules de Hurtle.
- Les lésions suspectes représentent en moyenne 10% des résultats de l'ensemble des cytoponctions (5 – 23%). Mais les lésions classées comme suspectes ne sont réellement malignes que dans environ 25% des cas.

3. Cytologie maligne :
- Les cytologies malignes comprennent les nodules qui ont des caractéristiques cytologiques franchement malignes.
  Ces lésions correspondent aux carcinomes papillaires et médullaires, ainsi qu'aux carcinomes peu ou indifférenciés, aux lymphomes et aux métastases.
- Les cytologies malignes représentent en moyenne 4 à 5% de l'ensemble des résultats.

4. Cytologie non significative :

- Les prélèvements inadéquats ou non diagnostiques représentent 2 à 20% des cytoponctions.

  Ces prélèvements ne contiennent pas assez de matériel cellulaire pouvant être interprété.

- Les lésions dites non significatives peuvent être malignes dans 10 à 20% des cas, raison pour laquelle il est conseillé de les répéter afin de diminuer le taux des cytologies inadéquates

En 2007 s'est tenue une conférence de consensus à Bethesda qui propose la classification des résultats de la cytoponction thyroïdienne en six classes **[Tableau 10] 109.**

En somme, la cytologie thyroïdienne reste l'outil diagnostique le plus fiable qui permet de sélectionner les patients à opérer, avec une sensibilité moyenne de 83% (65-98 %), une spécificité de 92% (72–100 %), une valeur prédictive positive de 50 à 96%, une valeur prédictive négative de 93 à 97%, un taux de faux négatif de 1 à 11% et un taux de faux positifs de 0 à 7% **[110]**. La thyroïdite d'Hashimoto est la cause la plus fréquente des faux positifs.

La sensibilité de la cytoponction peut encore être améliorée davantage par l'utilisation de techniques d'immunocytochimie. L'immunodétection de la thyropéroxydase (TPO) a donné des résultats satisfaisants dans les lésions folliculaires **[111]**.

D'autres molécules signant la transformation maligne de la cellule thyroïdienne comme la Galectin 3 et la télomérase ont été étudiées mais les résultats ne sont pas encourageants **[112]**.

Tableau 10 : Résultats de la cytopnction thyroïdienne [109]

Cytologie	Probabilité de malignité
Non satisfaisante ou non diagnostique	Indéterminé
Bénigne	< 1%
Lésion vésiculaire de signification indéterminée	5-10%
Néoplasie folliculaire ou à cellules de Hürtle	20-30%
Lésion suspecte de malignité	50-75%
Lésion maligne	100%

TRAITEMENT DU GOITRE NODULAIRE

A ce jour, il n'existe pas de traitement idéal pour le goitre nodulaire. Ceci explique le fait qu'un tiers des cliniciens Européens ou Nord-américains s'abstiennent de tout traitement devant un goitre modéré, sans gêne majeure, une fois la malignité éliminée **[113,114]**.

A l'heure actuelle, quatre traitements peuvent être discutés à savoir la supplémentation iodée, l'hormonothérapie frénatrice par les hormones thyroïdiennes, la chirurgie et l'irathérapie. D'autres méthodes plus récentes nécessitent plus de recul et d'expérience.

I. SUPPLEMENTATION IODEE :

L'iode est un oligoélément présent en faibles quantités dans les sols, les eaux et l'air, de ce fait en l'absence d'une supplémentation, les besoins en iode ne sont habituellement pas satisfaits par les aliments naturels, une supplémentation est donc nécessaire pour satisfaire les besoins en iode.

Plusieurs méthodes sont proposées:

1°/ A l'échelle de toute la population :

A l'échelle d'une population, plusieurs méthodes d'iodation sont utilisées : iodation de l'eau, du pain ou du sel.

L'iodation du sel est la méthode la plus efficace et la plus simple à appliquer, elle est donc recommandée en première intention.

2°/ Groupes à risque :

Pour certains groupes à risque notamment la femme enceinte et l'enfant, et en l'absence d'un programme d'iodation de masse ou en l'attente de la mise en œuvre d'un tel programme, l'administration de doses d'iode individuelles le plus souvent sous forme d'huile iodée (Lipiodol ultra fluide dosé à 480 mg/ml) soit par voie orale soit en intramusculaire est recommandée, ce qui assure une protection prolongée.

Les besoins en iode recommandés sont résumés dans les tableaux suivants :

[Tableaux 11 et 12]

Tableau 11 : Besoins en iode selon l'âge

Age	Besoins (µg/j)
Nouveau-né (1-12 mois)	90-100
Enfants (1-10 ans)	90-100
Adolescents	100-150
Adultes	100-150
Grossesse	200-300
Allaitement	200-300

Tableau 12 : Apports iodés recommandés par l'OMS

Personnes	Apports iodés (µg/j)	Dose unique annuelle d'huile iodée (mg/an)
Femmes enceintes	250	400
Femmes qui allaitent	250	400
Femmes en âge de procréer (15-49 ans)	150	400
Nourrissons	90	200

Le traitement du goitre par les produits riches en iode est très ancien. L'empereur chinois Shen-Nung traitait déjà les goitres par les algues marines il y a plus de 4700 ans **[115]**.

Benmiloud et Chaouki, qui avaient entrepris une étude sur les effets de la supplémentation iodée chez les enfants scolarisés vivants dans une ville modérément carencée en iode, située dans l'est Algérien, ont démontré que les enfants ayant pris de l'huile iodée avaient présenté une réduction de leur volume thyroïdien moyen quelle que soit la voie d'administration. La diminution du volume, évaluée par échographie au bout de 13 mois, était de 29.2% pour les enfants ayant reçu 960mg de Lipiodol par voie orale et de 22.9% pour ceux ayant bénéficié de 480mg de Lipiodol en intramusculaire [116].

Boudiba qui étudia l'effet de la supplémentation par de l'huile iodée par voie orale dans une zone d'endémie goitreuse où la prévalence du goitre était de 53,2% rapporte une diminution de la fréquence du goitre perceptible dés le sixième mois, avec un effet appréciable jusqu'à deux ans.

Le goitre avait complètement disparu dans 44% après une année, la réponse était d'autant plus importante que le goitre était diffus et de petit volume, les goitres de type 2 répondent peu au traitement, alors que les gros goitres nodulaires ne répondent pas au traitement [11].

L'étude Chinoise réalisée par Zhao dans une région de carence modérée en iode, a montré une diminution (de 18 à 5.9%) de la prévalence du goitre 18 mois après introduction du sel iodé chez des enfants scolarisés explorés par échographie [117].

Pour Zimmermann, qui a travaillé dans une région d'endémie goitreuse sévère en Côte d'Ivoire, la prévalence du goitre est passée de 45 à 29%, 5 ans après des compagnes d'iodation [118].

Eltom et Coll. dans le Darfour au Soudan ont noté, une année après administration de 600 mg de Lipiodol par voie orale, une diminution de la prévalence du goitre de 67 à 36 % chez les enfants scolarisés [119].

Au Zaïre, Phillips et Coll., sur une population générale dans une région de déficit sévère en iode, ont constaté une diminution de la prévalence du goitre qui est passée de 64 à 54 %, 2 ans après l'administration de 960 mg d'huile iodée par voie orale [120].

Contrairement aux auteurs sus-cités, Jooste [121] en Afrique du Sud ne retrouve, quand à lui, aucune différence dans la prévalence du goitre chez les enfants scolarisés ayant bénéficié d'une prise de sel iodé pendant un an. En effet pour cet auteur la prévalence du goitre qui était de 25,6% avant iodation du sel alimentaire n'a subi aucune régression puisque le taux observé après iodation est de 27.5%.

Les effets de la correction iodée sur le goitre, outre leur lenteur, sont parfois partiels. La réponse semble d'autant plus évidente que le sujet est jeune et que le goitre est récent. Par conséquent, les sujets plus âgés ayant des goitres anciens répondront moins à cette correction, ce qui suppose un certain degré d'autonomisation des lésions nodulaires avec le temps.

En somme, la supplémentation iodée semble efficace pour prévenir l'apparition des goitres et traiter les goitres diffus par contre elle semble inefficace ou peu efficace pour faire régresser les nodules et peut même parfois déclencher une hyperthyroïdie, cette complication est cependant rare, Boudiba avait rapporté un seul cas sur 5000 sujets traités soit 0,02 % **[11]**. Cette supplémentation iodée peut également déclencher des thyroïdites lymphocytaires **[122]**, cette complication est également rare, Boudiba a rapporté une positivité des anticorps antithyroïdiens dans 2 % des cas **[11]**.

Cependant les bénéfices de la correction de la carence iodée dépassent le simple bénéfice de la régression du goitre, mais concerne l'amélioration du statut intellectuel de toute une population, l'amélioration du pronostic des cancers de la thyroïde avec une plus grande fréquence des cancers papillaires de meilleur pronostic **[122]** et l'amélioration de la fertilité des femmes en âge de procréer.

Les différences constatées dans la sensibilité du goitre nodulaire sous l'effet de l'iodation du sel laissent supposer l'intervention d'autres facteurs goitrigènes qu'il est important de prendre en considération.

II. TRAITEMENT HORMONAL FREINATEUR PAR HORMONES THYROIDIENNES :

La base du traitement hormonal freinateur vient du fait que la TSH est considérée comme le régulateur principal de la croissance thyroïdienne. En effet en cas d'adénome hypophysaire à TSH ou de résistance généralisée aux hormones thyroïdiennes, l'hypersécrétion de TSH entraîne une hypertrophie thyroïdienne. De la même façon une augmentation de la taille de la thyroïde secondaire à une élévation de la TSH est observée chez les basedowiens traités par des antithyroïdiens de synthèse. A l'opposé, des mutations congénitales inactivatrices du récepteur de la TSH sont souvent associées à une hypoplasie de la glande thyroïde.

On considère qu'une élévation relative ou minime, mais chronique, de la TSH serait l'une des principales causes du goitre endémique. Cette hypothèse trouve son fondement dans le fait que l'abaissement de la TSH, lors du traitement par les hormones thyroïdiennes ou par l'iode, diminue l'hypertrophie thyroïdienne due à la carence iodée. En se basant sur ce rôle de la TSH dans la genèse des nodules thyroïdiens un certain nombre d'auteurs ont décidé de traiter les formations nodulaires bénignes du corps thyroïde par les hormones thyroïdiennes.

En 1960 Astwood et Coll. ont été les premiers à rapporter des résultats sur l'utilisation des hormones thyroïdiennes dans le goitre nodulaire [123]. Dans cette série non contrôlée composée de 230 patients prenant une dose moyenne d'extraits thyroïdiens de 180 mg, 24% des patients avec goitre multi nodulaire avaient eu une réponse complète et 52% une réponse partielle.

Lorsqu'il s'agissait de nodule solitaire, 27% des sujets avaient une réponse complète et une proportion similaire ont eu une réponse partielle. Au total dans cette toute première étude une réponse jugée totale ($\geq$ à 50%) ou partielle ($\geq$ 20% mais < à 50%) a été obtenue dans 54% du groupe traité, ce qui a encouragé d'autres auteurs à utiliser les extraits thyroïdiens, puis ultérieurement la Lévothyroxine dans le traitement des goitres nodulaires.

Papini dans une région métropolitaine de Rome étudia l'efficacité de l'hormonothérapie frénatrice chez des patients présentant un nodule thyroïdien solitaire mesurant entre 10 et 30 mm, bénin à la cytologie et froid à la scintigraphie. Dans cette étude 42 patients ont été traités par une dose frénatrice de Lévothyroxine (2 µg/kg/j) durant 5 ans. Les 40 patients ayant servi de groupe témoin ont été suivis sans traitement durant la même période. L'évaluation du traitement s'est faite par échographie à 1, 3 et 5 ans. A la fin, 47.6% des nodules ont diminué de taille dans le groupe traité versus 22% dans le groupe témoin, la différence était significative, dés la troisième année de traitement. En outre 28.5% des nodules ont augmenté de taille dans le groupe traité contre 56% dans le groupe témoin et la différence était également significative **[124]**.

Wemeau en France a rapporté les résultats d'une étude prospective multicentrique portant sur 123 patients provenant d'une zone à apport iodé légèrement déficient. Ces sujets présentant un nodule thyroïdien solitaire étaient tous traités, soit par hormones thyroïdiennes (64 patients) durant 18 mois à une posologie permettant d'obtenir une TSH inférieure à la limite inférieure du dosage (soit inférieure à 0,3 µU/ml), soit par un placebo (n=59 sujets). Une réponse au traitement, définie par une diminution de la taille du nodule ≥ 50%, était observée chez 26,6% des patients traités par Lévothyroxine contre 16.9% dans le groupe placebo. Une diminution partielle de la taille du nodule entre 20 et 50% était observée chez 26.6% des patients traités par Lévothyroxine contre 13.6% dans le groupe placebo **[125]**.

Badillo dans une étude sur 12 semaines en cross-over, comparant 75 µg de T_3 avec un placebo, avait noté une réponse positive dans 37% (6 patients sur 16) sous T_3 contre seulement 10% sous placebo. A noter que dans cette étude l'évaluation a été fait par la simple palpation **[126]**.

Morita, au Japon dans une étude non contrôlée portant sur 49 patients présentant un nodule thyroïdien solitaire traité par Lévothyroxine pendant 3 mois, rapporte une diminution de la taille des nodules thyroïdiens supérieure ou égale à 50% par rapport au volume initial chez 36.7% des patients **[127]**.

Kuo, en Taiwan, dans une autre étude non contrôlée réalisée chez 35 patients présentant un nodule thyroïdien solitaire traité par Lévothyroxine pendant 3 mois, retrouve une diminution du volume nodulaire supérieure ou égale à 50% chez 34% des patients **[128]**.

D'autres auteurs rapportent également l'efficacité du traitement freinateur à partir de 6 à 12 mois de traitement. Celani, dans une région d'endémie goitreuse en Italie, étudia l'efficacité de l'hormonothérapie frénatrice chez 122 patients présentant un nodule solitaire solide ou à prédominance solide, bénin à la cytoponction. Dans cette étude 91% des nodules étaient froids et 9% étaient chauds à la scintigraphie. Tous les patients ont reçu une dose suppressive de Lévothyroxine entre

100 et 200 µg/j. 53 patients ont été traités pendant 6 mois, 31 patients durant 9 mois et 38 patients durant 12 mois. La taille du nodule était évaluée par échographie avant et après traitement.

La TSH sous traitement était indétectable chez tous les patients. A la fin du traitement c'est-à-dire au 12° mois 55.7% de la population analysée avait une diminution de la taille du nodule ≥ 50% et 19.7% avaient une diminution partielle < 50% soit un total de réduction de volume de 75.4%. A l'inverse 13.1% des patients n'ont pas présenté de changement et 11.5% avaient une augmentation de la taille de leurs nodules [129].

Lima, au Brésil, étudia aussi la réponse au traitement médical sur une série de 101 patients présentant un nodule solitaire (54 patients) ou un goitre multi nodulaire (47 patients) traités durant 12 mois, comparativement à 35 sujets témoins (20 patients présentant un nodule solitaire et 15 un goitre multi nodulaire). Il constate que pour le nodule solitaire 37,1% ont eu une diminution de taille supérieure à 50%. Une diminution partielle entre 20 et 50% était notée dans 20,3%. Dans le groupe témoin, une réduction de la taille du nodule supérieure à 50% n'est observée que dans 5%. Une réponse partielle avait été objectivée chez 25% des témoins. Pour le goitre multinodulaire il nota une diminution de la taille des nodules supérieure 50% dans un tiers des cas alors que dans le groupe non traité, il n'y avait aucune modification [130].

Dans une autre étude Italienne randomisée concernant 23 patients présentant un nodule thyroïdien solitaire (comparés à 22 sujets témoins présentant la même pathologie), La Rosa a montré que le traitement par Lévothyroxine pendant 12 mois à raison de 1.8 µg/kg/j en moyenne, de façon à obtenir une TSH inférieure à 0.3 µu/ml, s'est accompagné d'une réponse positive (réduction de 40%) chez 39% des patients traités contre 0% de réponse dans le groupe témoin non traité [131].

Toujours en Italie, Diacinti a évalué l'efficacité du traitement hormonal freinateur chez 16 patients présentant un goitre uni ou multinodulaire. Dans cette étude les sujets étaient traités pendant 9 mois, et sont comparés à un groupe témoin de 19 patients. L'auteur retrouve une réponse positive au traitement dans 30,7% chez les patients traités par Lévothyroxine avec une diminution moyenne de la taille des nodules de 25%, contre 0% de réponse dans le groupe témoin **[132]**.

Aux pays Bas, Berghout, dans une étude randomisée contre placebo portant sur 26 patients présentant un goitre multinodulaire traités par de la Lévothyroxine (à une posologie moyenne quotidienne de 2,5 µg/kg), en comparaison à un groupe témoin composé de 26 patients non traités, retrouve une réponse positive (définie comme une diminution du volume thyroïdien supérieure ou égale à 13%) chez 58% des patients traités contre seulement 5% dans le groupe placebo **[133]**.

Dans la plupart des études sus citées, tous les auteurs s'accordent sur le caractère relativement précoce de la réponse thérapeutique. Certains notent un début de réponse positive dés le 3° mois, d'autres insistent sur l'importance de la réponse au 6° mois ou au 12° mois.

Pour Astwood la durée du traitement est un élément fondamental avec une meilleure efficacité en cas de traitement de plus d'un an **[123]**. Pour Celani il n y avait pas de différence dans la réponse au traitement freinateur selon que les patients aient été traités durant 6, 9 ou 12 mois **[129]**.

Papini par contre dans son étude sur l'effet du traitement hormonal freinateur qui a duré 5 ans retrouve une différence significative par rapport au groupe témoin à partir de la 3ème année seulement, alors qu'il n y avait pas de différence entre les deux groupes après une année de traitement.

Cependant en analysant les résultats de cet auteur, on remarque que le volume nodulaire moyen avait significativement diminué après une année par rapport à l'état initial (1,45 ± 0,84ml versus 1,53 ± 0,61 ml). Par la suite, il a légèrement augmenté à 3 ans et à 5 ans mais de façon non significative. Pour Papini, le traitement hormonal freinateur a eu un effet maximum dans le groupe traité à 12 mois, mais la différence par rapport au groupe témoin n'était significative qu'à partir de la troisième année **[124]**. Pour cet auteur, la réponse du nodule thyroïdien après une année de traitement hormonal freinateur a une valeur prédictive pour l'évolution ultérieure. Il propose pour cela de faire un essai thérapeutique pendant une année, le traitement médical sera poursuivi si le nodule est resté stationnaire ou a diminué de taille, par contre le traitement chirurgical sera discuté si le nodule a augmenté de taille.

Outre la durée du traitement, d'autres facteurs peuvent également prédire la réponse au traitement freinateur.

Parmi les éléments influençant la réponse thérapeutique, le statut iodé demeure un élément fondamental. La carence iodée potentialiserait la réponse au traitement hormonal freinateur. Généralement, les études qui ont été faites dans les régions de carence iodée retrouvent un effet positif du traitement médical **[125,129-132]**.

Par contre les études réalisées dans des régions non carencées en iode ne retrouvent pas de bénéfice du traitement **[134-139]**.

Les affirmations sus citées ne sont pas absolues et sont parfois contradictoires dans la mesure où des études faites dans des régions non carencées en iode retrouvent aussi un effet positif du traitement hormonal **[127,128]**, et que certaines études faites dans des régions de carence iodée ne retrouvent aucun effet positif **[140]**.

Vulpoi, dans une zone de carence iodée légère en Roumanie a observé 53 patients présentant tous un nodule thyroïdien solitaire traités par hormones thyroïdiennes pendant une année et 26 patients appariés pour l'âge et le sexe mais non traités.

Au terme de l'étude l'auteur a remarqué que le volume nodulaire a diminué de 35 % en moyenne dans le groupe traité par Lévothyroxine et de 25% dans le groupe témoin, cependant la différence entre les deux groupes était à la limite de la significativité **[140]**.

En Algérie, pays considéré comme une région de carence iodée, malgré le décret ministériel de 1967 qui rend obligatoire la vente de sel iodé dans les régions d'endémie et le décret exécutif de 1990 qui rend obligatoire la vente de sel iodé sur l'ensemble du territoire national, la consommation de sel iodé semble reculer.

Dans une enquête nationale effectuée en 2006, le pourcentage de ménages qui consomment du sel iodé (conforme à la teneur exigée en iode) était de 56 % alors qu'il était en moyenne 68,5% en l'an 2000 et de 92 % en 1995 **[141]**. Sur le plan pathogénique, comme il a été postulé par Stanbury en 1954 **[12]**, la carence iodée va entraîner une baisse de la sécrétion des hormones thyroïdiennes qui par un feed back positif entraînera une augmentation de la sécrétion de la TSH, celle-ci par son rôle trophique entraînera l'apparition d'un goitre. Ceci pourrait expliquer l'efficacité du traitement hormonal freinateur par abaissement de la TSH.

Cependant cet élément n'est pas le seul mécanisme incriminé. D'un coté, le contenu intrathyroïdien en iode contrôle la synthèse et la sécrétion d'autres facteurs de croissance de la cellule thyroïdienne notamment l'IGF-1, la baisse du contenu intrathyroïdien en produits iodés entraînera une dérepression de la synthèse et de la sécrétion de l'IGF-1 et aura donc un effet goitrigène.

D'un autre coté il est connu que le contenu intrathyroïdien en iode est contrôlé par le symporteur Sodium/Iode (NIS). La TSH régule positivement l'activité du NIS par augmentation de la transcription de son gène et par stimulation de la localisation du NIS au niveau de la membrane basolatérale de la cellule thyroïdienne.

Le traitement hormonal freinateur en abaissant la TSH va entraîner une diminution de l'expression et de la localisation cellulaire du NIS et donc une diminution du contenu intrathyroïdien en iode.

Ceci entraînera une dérepression des facteurs de croissance de la cellule thyroïdienne qui auront un effet goitrigène et vont donc antagoniser l'effet de l'abaissement de la TSH sur la croissance thyroïdienne ce qui pourrait expliquer pourquoi l'abaissement de la TSH même si elle est considérée comme étant le régulateur principal de la croissance des cellules thyroïdiennes n'entraînera pas systématiquement une diminution de la taille des nodules thyroïdiens.

Outre la pathogénie complexe et multifactorielle du goitre nodulaire, plusieurs facteurs peuvent moduler la réponse au traitement hormonal freinateur.

L'ancienneté du nodule est considérée comme un élément prédictif de la réponse au traitement hormonal freinateur. Il est en effet classiquement admis que les nodules jeunes, récents répondent mieux au traitement freinateur par rapport aux nodules anciens qui ont acquis un certain degré d'autonomie.

Leur croissance devient donc indépendante de la TSH, et il a été rapporté dans certaines études une corrélation inverse entre les taux de TSH et la taille des goitres multinodulaires.

Bachtarzi avait retrouvé dans son travail une corrélation inverse entre la réponse de la TSH au TRH et l'âge des patients, les sujets les plus âgés avaient les goitres les plus volumineux et nodulaires et avaient donc acquis une certaine autonomie [10].

Zelmanovitz n'avait pas trouvé de corrélation entre l'ancienneté du nodule et la réponse au traitement freinateur [135].

La taille du nodule est également considérée comme un élément prédictif de réponse au traitement hormonal freinateur. Cependant les données concernant ce facteur sont contradictoires.

La Rosa retrouve une réponse positive au traitement inversement proportionnelle au volume des nodules avec un effet positif surtout pour les nodules dont le volume est inférieur à 2.5 ml [142].

Vulpoi, retrouve également une réponse au traitement freinateur inversement proportionnelle à la taille initiale du nodule avec une réponse plus nette pour les nodules dont le volume est inférieur à 5 ml (51.5 %) par rapport aux nodules dont le volume est supérieur à 5 ml (19.6 %) [140].

Wemeau par contre, retrouve une réponse positive proportionnelle au volume initial du nodule [125]. Papini de son coté retrouve une corrélation positive entre le degré de freinage de la TSH et la réponse au traitement hormonal freinateur. La réduction des nodules thyroïdiens était plus importante chez les patients qui avaient une TSH constamment inférieure à 0,10 µu/ml par rapport aux patients qui étaient incomplètement freinés [124].

Selon ce dernier auteur un freinage suffisant est un pré requis pour une bonne réponse au traitement médical, cependant les craintes concernant les risques potentiels tant osseux que cardio-vasculaires posent le problème de l'opportunité d'un traitement réellement freinateur avec une TSH inférieure à 0.10 µu / ml dans le goitre nodulaire simple.

Mais si un traitement médical est indiqué pour une pathologie bénigne, ne faudrait il pas opter pour une TSH légèrement basse, inférieure à la limite inférieure du dosage sans qu'elle ne soit complètement freinée ? Cette option présente à notre avis le meilleur rapport bénéfices/risques.

Wemeau et La Rosa retrouvent un effet positif du traitement hormonal freinateur avec une TSH modérément freinée inférieure à 0.30 µu/ml, sans qu'elle soit complètement freinée **[125,142]**.

D'autres éléments peuvent également influencer positivement ou négativement la réponse aux hormones thyroïdiennes.

Concernant l'âge des patients, Wemeau et Zelmanovitz n'ont pas trouvé de corrélation entre l'âge des patients et la réponse au traitement hormonal freinateur **[125,135]**.

Le caractère solide ou kystique du nodule thyroïdien semble également être un élément prédictif de la réponse au traitement médical. Il est classiquement admis dans la littérature que les nodules solides ont une tendance à augmenter de taille spontanément et qu'ils répondent mieux au traitement freinateur tandis que les nodules kystiques sont plus enclins à diminuer spontanément de taille et répondent moins bien au traitement freinateur. Dans une étude Japonaise concernant 140 sujets porteurs d'un nodule thyroïdien solitaire, diagnostiqué cliniquement, Kuma a démontré que 10 et 30 ans après, les explorations clinique, échographique et cytologique ont révélé que le nodule palpé initialement a augmenté de taille dans 13%. Il est demeuré inchangé dans 33%, a diminué de taille dans 40% et a disparu dans 11% **[143]**. Les nodules qui ont augmenté de taille étaient à prédominance solide, alors que les nodules qui ont diminué de volume étaient à prédominance kystique.

Dans l'étude d'Alexander et coll. ayant concerné 268 patients présentant 330 nodules mesurant un cm ou plus, le suivi durant une période moyenne de 20 mois a révélé une augmentation de volume supérieure ou égale à 15% dans 39% des cas **[144]**. Par contre en utilisant comme critère d'évaluation une augmentation du diamètre maximal supérieure ou égale à 50%, seuls 4% des nodules ont augmenté de taille. Là aussi ce sont les nodules solides qui ont plus de chance d'augmenter de taille.

L'aspect cytologique du nodule est un autre élément prédictif de la réponse au traitement freinateur. La Rosa rapporte une réponse positive au traitement plus importante en cas de nodules colloïdes ou de nodules dégénératifs qu'en cas de nodules hyperplasiques ou fibrotiques. 62% de nodules colloïdes et 57% des petits nodules dégénératifs ont diminué de taille sous traitement. Par contre, les nodules hyperplasiques ou fibrotiques ne répondent pas au traitement freinateur [142].

Les mêmes constations ont été faites par Vermiglio. Cet auteur a montré que, sur 142 patients présentant un nodule solitaire froid, 31,8% des nodules colloïdes ainsi que 26,7% des nodules hyperplasiques et 25% des nodules adénomateux ont diminué de taille sous Lévothyroxine. Par contre 20,5% des nodules colloïdes, 13,3% des nodules hyperplasiques et 20,8% des nodules adénomateux ont augmenté de taille sous traitement [145].

Outre son effet sur le nodule thyroïdien principal, le traitement hormonal freinateur agit également sur la dystrophie thyroïdienne périnodulaire.

Dans la littérature, Papini rapporte l'apparition de nouveaux nodules dans 28.5% du groupe témoin et 7.5% du groupe traité avec une différence statistiquement significative [124].

Wemeau de son coté rapporte une amélioration de la dystrophie thyroïdienne périnodulaire chez 9,4% des patients traités versus 0% dans le groupe témoin. Par ailleurs, il constate une aggravation de la dystrophie thyroïdienne périnodulaire chez 7,8% des patients traités contre 13,6% dans le groupe témoin [125].

Papini quand a lui avait noté que le volume de la thyroïde avait légèrement diminué de taille dans le groupe traité, par contre, il a significativement augmenté de taille dans le groupe témoin [124].

A l'inverse des études sus citées qui retrouvent un effet positif du traitement hormonal freinateur, les résultats d'un certain nombre d'autres études ne sont pas du tout encourageants, dans la mesure où il n'a pas été relevé d'effet positif du traitement médical.

Gharib, aux Etats Unis, sur 28 patients, présentant un nodule solitaire, traités par hormones thyroïdiennes durant 6 mois et 25 témoins recevant un placebo n'a retrouvé une diminution de la taille des nodules supérieure ou égale à 50% que chez 4 patients du groupe traité par Lévothyroxine et chez 5 patients du groupe témoin [134].

Au Brésil, dans une étude prospective sur 12 mois concernant 21 patients, présentant un nodule thyroïdien solitaire, traités par hormones thyroïdiennes (de façon à obtenir une TSH inférieure à 0.3 µu / ml) et 24 sujets traités par un placebo, Zelmanovitz retrouve une diminution du volume nodulaire supérieure ou égale à 50% dans 28.6% du groupe traité par Lévothyroxine versus 8,3% dans le groupe placebo, mais la différence n'est pas statistiquement significative.

D'un autre côté, 9.5% des nodules dans le groupe traité par Lévothyroxine et 16.7% dans le groupe placebo ont augmenté de plus de 50% sans que la différence ne soit significative [135].

Toujours au Brésil, dans une étude prospective non randomisée réalisée sur 24 mois et ayant concerné 55 patients présentant tous un nodule thyroïdien solitaire (dont 45 traités par Lévothyroxine de façon à freiner la TSH et 10 ont servi de témoins), Mainini retrouve une diminution de la taille du nodule thyroïdien dans 18% du groupe traité et chez aucun sujet du groupe témoin, mais la différence entre les deux groupes n'était pas significative sur le plan statistique [136].

Laridjani en Iran, dans une étude randomisée en double aveugle contre placebo, réalisée chez 62 sujets présentant un nodule thyroïdien solitaire (dont 32 sujets ont été traités par hormones thyroïdiennes et 30 par un placebo) retrouve, après 12 mois de traitement, une réponse positive chez 6 patients du groupe traité et 4 patients du groupe témoin. Là aussi la différence n'est pas statistiquement significative [137].

A Hong Kong, dans une étude prospective randomisée ayant concerné 74 patients présentant un goitre uni ou multinodulaire dont 37 ont été traités pendant 18 mois par Lévothyroxine (à dose frénatrice de façon à obtenir un test TRH/TSH négatif), et 37 sujets ayant servi de groupe témoin, Cheung a observé, au terme de son étude, une diminution de la taille des nodules dans 38% du groupe traité contre 35% dans le groupe témoin sans que la différence ne soit significative. Cependant l'évaluation s'est faite par palpation et il n y a pas eu de contrôle échographique [138].

En Espagne, dans une étude prospective randomisée sur 12 mois ayant concerné 40 patients présentant un nodule thyroïdien solitaire (dont 20 ont été traités par hormones thyroïdiennes à dose suppressive et 20 sujets ont servi de témoins),

Reverter a noté une réponse positive chez 20% des sujets traités par Lévothyroxine et chez 15% du groupe témoin, sans que la différence ne soit significative **[139]**.

Le regroupement des études sus-citées au sein de méta-analyses aboutit aux mêmes discordances, deux méta-analyses sont en faveur du traitement, tandis que deux autres méta-analyses ne retrouvent pas de bénéfices.

Zelmanovitz qui a étudié deux méta-analyses l'une regroupant sept études avec un total de 413 patients, l'autre regroupant quatre études avec un total de 244 patients retrouve une efficacité du traitement dans les deux études **[135]**.

A l'inverse Castro dans sa méta-analyse concernant six études avec un total de patients de 346 dont 175 étaient traités par hormones thyroïdiennes ne retrouve pas de bénéfice du traitement **[146]**. Richter dans sa méta-analyse de cinq études incluant 313 patients ne retrouve également pas d'efficacité du traitement hormonal freinateur **[147]**.

De notre part, nous avons réalisé une étude dans le but d'évaluer l'efficacité du traitement médical à base d'hormones thyroïdiennes dans le goitre nodulaire. C'est une étude prospective concernant 58 patients traités durant 24 mois par de la Lévothyroxine de façon à obtenir une TSH modérément freinée entre 0.1 et 0.4µU/ml, comparativement à 56 témoins suivis sans aucun traitement durant la même période. Le traitement est considéré comme efficace s'il s'accompagne d'une diminution de la taille du nodule mesurée par échographie supérieure à 20%. Au 6° mois, 34.5% des nodules traités ont diminué de taille et 3.4% ont augmenté de taille, tandis que dans le groupe témoin 17.9% ont diminué et 14.2% ont augmenté de taille ($p<0.03$).

Au 12° mois, 44.8% des nodules traités ont diminué et 6.9% ont augmenté de taille alors que dans le groupe témoin 23.2% ont diminué et 17.9% ont augmenté de taille ($p<0.02$). Au 24° mois, 48.2% des nodules traités ont diminué et 8.6% ont augmenté de taille, et dans le groupe témoin : 26.8% ont diminué et 19.6% ont augmenté de taille ($p<0.02$). Le traitement hormonal freinateur a également entraîné une amélioration de la dystrophie thyroïdienne périnodulaire ($p<0.03$).

Les controverses concernant l'efficacité du traitement hormonal freinateur sont amplifiées par le fait que ce traitement n'est pas complètement inoffensif, et des craintes sont émises concernant les risques potentiels notamment osseux et cardio-vasculaires de l'hormonothérapie frénatrice.

Dans l'étude de Framingham, portant sur 2007 sujets âgés de plus de 60 ans suivis pendant 10 ans, il a été démontré que le risque de fibrillation auriculaire était multiplié par trois chez les patients qui avaient une TSH basse. En effet, après un suivi de dix ans, les auteurs ont démontré que le risque de développer une arythmie complète par fibrillation auriculaire (ACFA) était passé de 11% chez les sujets qui avaient une TSH normale, à 16% lorsque la TSH était entre 0.1 et 0.4 µu/ml et 28% chez les sujets qui avaient une TSH inférieure à 0.1 µu/ml. Dans cette étude, les causes de l'abaissement de la TSH étaient très hétérogènes, tantôt endogènes, tantôt exogènes en rapport avec un traitement hormonal **[148]**.

Dans une autre étude rétrospective portant sur 23 638 sujets, il a été démontré que le risque d'ACFA qui est de 2% chez les sujets ayant une TSH normale, passe à 12.7% chez les sujets avec une hyperthyroïdie infraclinique (TSH inférieure à 0.4 µu/ml et FT_3 et FT_4 normales) et s'élève à 13.8% chez ceux ayant une hyperthyroïdie franche **[149]**.

En plus du rôle pro-arythmogène des hormones thyroïdiennes, d'autres effets cardio-vasculaires tels que l'augmentation de la pression artérielle systolique, une diminution de la pression artérielle diastolique, ou une hypertrophie ventriculaire gauche ont été décrites au cours de l'hyperthyroïdie iatrogène **[150]**. Un traitement par hormones thyroïdiennes à doses suppressives peut aussi entraîner à long terme des modifications structurales myocardiques avec une hypertrophie du septum interventriculaire, une hypertrophie de la paroi postérieure du ventricule gauche et une élévation de l'index de masse du ventricule gauche **[151]**. Ces modifications peuvent être la conséquence d'une augmentation modérée mais chronique du travail cardiaque puisque l'adjonction d'un bêtabloquant au traitement hormonal suppresseur normaliserait l'index de masse du ventricule gauche.

Cependant pour Ching et Coll., l'augmentation de l'index de masse du ventricule gauche pourrait être du à l'effet trophique direct des hormones thyroïdiennes sur le myocarde **[152]**.

L'hormonothérapie frénatrice peut également entraîner une dysfonction diastolique. L'hormonothérapie frénatrice entraînerait aussi une augmentation modérée, dans les limites de la normale, de la pression artérielle systolique nocturne et de la pression artérielle moyenne nocturne, avec comme conséquence une augmentation de la proportion des sujets dits « non dippers » c'est-à-dire les sujets qui ne présentent pas de baisse physiologique de leur pression artérielle durant la nuit. L'absence de baisse de la pression artérielle durant la nuit (non-dipping des Anglo-Saxons) est un facteur de risque de maladie cardio-vasculaire même chez les sujets normotendus.

Ces effets cardiaques des hormones thyroïdiennes sont dus d'une part à une action directe sur la cellule myocardique, d'autre part à un effet indirect médié par le système nerveux sympathique et le système rénine angiotensine.

Sur la cellule myocardique les hormones thyroïdiennes auraient au moins 3 effets : Un effet génomique par augmentation de l'expression de la chaîne lourde α de la myosine et une augmentation de l'expression des gènes mitochondriaux ce qui va augmenter la contractilité myocardique, une action non génomique incluant une activation des canaux calciques, sodiques et potassiques. Les hormones thyroïdiennes augmentent également l'activité électrique de la cellule myocardique par effet direct. Les hormones thyroïdiennes entraînent aussi une hyperactivité du système nerveux sympathique par augmentation de l'expression des récepteurs β adrénergiques, par contre les taux circulants des catécholamines sont abaissés.

Les hormones thyroïdiennes agiraient également sur le système rénine angiotensine par stimulation de la synthèse de rénine au niveau du rein. L'activation du système rénine angiotensine aldostérone peut également être secondaire à la baisse des résistances vasculaires systémiques sous l'effet des hormones thyroïdiennes.

D'un autre coté, les hormones thyroïdiennes augmentent les taux du peptide natriurétique atrial ainsi que l'activité de la nitric oxyde synthase. Ces deux facteurs protégeraient contre le développement d'une hypertension artérielle diastolique, mais pas contre une hypertension artérielle systolique caractéristique de l'hyperthyroïdie **[153]**.

Outre les effets cardio-vasculaires, les hormones thyroïdiennes stimulent la synthèse et la résorption osseuses. L'excès d'hormones thyroïdiennes entraîne une prépondérance de la résorption osseuse avec comme conséquence une diminution de la densité minérale osseuse **[154]**.

L'hyperthyroïdie patente entraîne une ostéoporose, avec augmentation du risque de fracture chez la femme notamment après la ménopause. Cependant l'effet osseux de l'hyperthyroïdie iatrogène infraclinique demeure controversé.

Si les anciennes études ont rapporté une diminution significative de la masse osseuse chez les sujets traités par les hormones thyroïdiennes au long cours **[155,156]**, les études plus récentes n'ont pas prouvé cet effet délétère sur l'os **[157,158]**. Il existe à l'heure actuelle, au moins deux méta analyses qui ont retrouvé une diminution légère mais significative de la densité minérale osseuse chez les patients sous hormones thyroïdiennes **[159,160]**, cependant la signification de cette diminution de la densité minérale osseuse en terme de risque fracturaire n'est pas encore bien établie.

Leese n'a pas trouvé une augmentation du risque de fracture chez les patients sous hormones thyroïdiennes **[161]**. Par ailleurs, dans une étude prospective, le suivi d'une cohorte de 686 femmes âgées de plus de 65 ans (sur une durée moyenne de 3.7 ans), a mis en évidence une multiplication du risque de fracture de la hanche par deux en cas d'hyperthyroïdie.

Mais il semble que l'utilisation d'hormones thyroïdiennes n'était pas associée à une augmentation du risque de fracture de la hanche.

En somme, d'après les études actuellement disponibles, l'hormonothérapie frénatrice aurait un effet délétère sur l'os dans certains groupes de patients, et plus particulièrement chez la femme après la ménopause.

Cependant selon les résultats d'une autre étude **[162]**, même si l'hormonothérapie frénatrice chez les femmes non ménopausées entraîne une perte osseuse très discrète, les auteurs de cette étude pointent sur le fait qu'elle prédisposerait à une ostéoporose post-ménopausique plus précoce.

Le traitement hormonal peut aussi avoir des effets sur le système nerveux. Il est connu, que les hormones thyroïdiennes jouent un rôle important dans le développement et le fonctionnement du système nerveux central, et l'hyperthyroïdie peut avoir des répercussions neurologiques.

Dans la cohorte de Rotterdam, il a été noté que l'abaissement de la TSH à moins de 0.4 µu/ml était associé à une prévalence plus élevée des syndromes démentiels avec un risque relatif de 3.5 de développer une démence ou une maladie d'Alzheimer **[163]**. Cependant les liens de cause à effet ne sont pas encore élucidés puisqu'on se demande toujours s'il s'agit d'une simple association, ou s'il y a un lien direct entre les deux maladies. D'autre part, la transposition de ces résultats à une population plus jeune, ayant une hyperthyroïdie exogène (et non pas endogène), demeure toujours hypothétique.

D'autres effets secondaires des hormones thyroïdiennes peuvent s'observer.

Il a été décrit que les sujets qui sont sous traitement hormonal freinateur avaient une diminution de la tolérance à l'effort, ainsi que des signes cliniques d'épuisement physique à type de dyspnée et de sensation d'inconfort.

Ces signes apparaissaient avant même d'atteindre la consommation maximale d'oxygène encore appelée VO_2 maximale.

Papini et Wemeau rapportent des effets secondaires dans 17% et 17.4% respectivement **[124,125]**.

En somme si le traitement freinateur par hormones thyroïdiennes a été jugé efficace dans le ou les nodules thyroïdiens simples dans des proportions très variables allant de 0 à 75% selon les auteurs, ses effets secondaires limitent parfois son utilisation. Le 2° problème que soulève ce traitement suspensif est sa durée : question qui demeure à ce jour sans réponse.

III. AUTRES THERAPEUTIQUES :

1. Traitement chirurgical :

Habituellement, le traitement chirurgical est réservé aux nodules qui présentent des critères cytologiques, échographiques ou cliniques suspects de malignité c'est-à-dire les nodules qui augmentent rapidement de taille, et les nodules volumineux qui entraînent des signes compressifs locorégionaux [164].

Sur le plan chirurgical, les patients qui présentent un nodule solitaire à cytologie bénigne et dont l'indication opératoire a été posée bénéficieront d'une loboisthmectomie. La Lobo-isthmectomie est préférée à la simple lobectomie car la totalisation chirurgicale, si elle est indiquée ultérieurement, serait plus facile à réaliser si l'isthme a été enlevé.

Le risque de récidive post chirurgical serait de 10%. L'existence de nodules infra cliniques passés inaperçus (si une bonne imagerie préopératoire n'a pas été réalisée) serait une des principales causes de ces récidives [165].

Comme pour le traitement du goitre nodulaire, l'efficacité du traitement hormonal suppresseur post-opératoire, en vue d'éviter les récidives, demeure également controversée [166,167].

2. L'Irathérapie :

L'iode radioactif est habituellement utilisé pour le traitement des hyperthyroïdies et des cancers thyroïdiens. Cependant certaines études observationnelles ont rapporté une diminution du volume des goitres après irathérapie, ce qui a permis d'étendre l'indication de l'iode radioactif aux goitres nodulaires euthyroïdiens compressifs, en cas de contre indication de la chirurgie [168,169]. Selon certaines études, l'iode radioactif entraînerait une diminution de 40 à 60% du volume du goitre, en deux ans. La moitié de cet effet s'observerait durant les trois premiers mois suivant l'irathérapie [170].

L'activité administrée varie en général entre 3.7 et 5.5 MBq/g de tissu thyroïdien corrigée par le taux de captation de l'Iode 131 de façon à obtenir une dose absorbée d'environ 100 Gy.

L'efficacité de l'iode 131 est inversement proportionnelle à la taille initiale du goitre en dépit d'une même dose absorbée **[171]**.

La réponse thérapeutique peut être améliorée par l'utilisation de la TSH recombinante qui doublera le taux de captation de l'iode131 **[172]**, mais le prix trop élevé de la TSH recombinante limite actuellement son utilisation.

3. L'injection percutanée d'éthanol :

L'injection percutanée d'éthanol stérile, qui se fait sous contrôle échographique, est utilisée depuis environ deux décennies dans le traitement des goitres nodulaires **[173]**. L'injection d'éthanol est surtout efficace dans le traitement des nodules kystiques ou des nodules mixtes avec prédominance de la composante kystique. Dans ce cas une diminution du volume nodulaire supérieure à 50 % serait constatée dans environ 90% des cas. Le risque de récidive serait faible, de l'ordre de 5% **[174]**.

D'autres études ont également montré que l'injection d'éthanol peut également entraîner une diminution du volume des nodules solides froids **[175]**. Cependant, actuellement, l'indication de l'éthanol est réservée au traitement des nodules kystiques récidivants, après exclusion de la malignité par l'étude cytologique.

Pour les nodules solides froids, ce traitement n'est pas recommandé, car :
- il nécessiterait plusieurs séances.
- entraîne des effets secondaires locaux à type de douleurs cervicales et de gêne.
- peut être compliqué par une atteinte du nerf récurrent.

4. La thermo ablation au laser :

La thermo ablation au laser est une nouvelle méthode thérapeutique qui peut être une alternative au traitement chirurgical des nodules bénins compressifs. Sur le plan technique une aiguille est placée dans la lésion thyroïdienne nodulaire, sous contrôle de l'échographie, et à travers la quelle est introduite une fibre optique qui délivrera l'irradiation au laser. Le résultat attendu est une nécrose thermique du nodule thyroïdien.

La thermo ablation au laser entraînerait une diminution du volume nodulaire dans environ 50% des cas **[176]**.

Cependant, vu l'absence de larges études prospectives, le recul insuffisant et les risques de complications locales, cette modalité thérapeutique est encore considérée comme expérimentale. Son utilisation est donc réservée aux centres hautement spécialisés.

CONCLUSION

Le goitre nodulaire simple est défini par la présence d'une ou plusieurs néoformations de nature bénigne au sein d'une thyroïde de taille augmentée (mais parfois normale) dont la fonction est strictement conservée. Il constitue toujours une des pathologies les plus fréquentes en endocrinologie, mais aussi et surtout un problème de santé publique.

En effet depuis le décret de 1990 imposant l'iodation du sel alimentaire en Algérie (pays d'endémie goitreuse), le nombre des goitres volumineux a nettement régressé mais les formes discrètes ou modérées, voire infra cliniques sont en nette progression grâce probablement à l'amélioration de notre système de santé dans son ensemble et surtout à la généralisation de l'échographie thyroïdienne. Cet examen non irradiant, non invasif, relativement peu coûteux, de réalisation facile, nettement plus précis et plus spécifique que l'examen clinique a permis non seulement d'améliorer la classification du goitre en général mais aussi de préciser un certain nombre de choses que l'on ignorait auparavant. En effet l'échographie a permis de découvrir qu'un nodule thyroïdien même relativement gros peut passer inaperçu sur le plan clinique, que le nodule réellement unique est exceptionnel par rapport aux formes multi nodulaires, et que le parenchyme thyroïdien périnodulaire est rarement normal. Ces données laissent supposer un mécanisme physiopathologique différent par rapport aux autres néoformations bénignes de l'organisme et laissent penser qu'outre les facteurs génétiques, certains facteurs circulants ou humoraux, de type hormonal et/ou nutritionnel seraient prédominants sur les facteurs de croissance tumorale communs à toutes les néoformations.

Les données sus-citées nous amènent à parler des mécanismes physiopathologiques du goitre nodulaire qui sont loin d'être connus. Les recherches dans ce domaine plaident pour un mécanisme très complexe et multifactoriel, qui n'a pas encore livré tous ses secrets mais où se détachent au moins deux facteurs primordiaux que sont la carence iodée et le rôle trophique de la TSH.

Les résultats sus-cités ont poussé un grand nombre de cliniciens à orienter leur thérapeutique vers ces deux principaux mécanismes en utilisant l'iode minéral pour la prévention du goitre en général et les hormones thyroïdiennes pour empêcher la formation nodulaire ou réduire le volume d'un nodule existant.

Cependant, les difficultés rencontrées dans la compréhension du goitre nodulaire expliquent le malaise existant dans la prise en charge thérapeutique des nodules thyroïdiens et l'absence de consensus thérapeutique à l'échelle mondiale. En effet si les gros goitres nodulaires compressifs ou suspects de malignité sont soumis au traitement chirurgical, il n'en est pas de même des nodules de taille moyenne ou infraclinique dont la prise en charge thérapeutique va de l'expectative au traitement médical freinateur visant à réduire l'action trophique de la thyréostimuline sur le parenchyme thyroïdien.

En ce qui concerne l'option thérapeutique par les hormones thyroïdiennes en vue de réduire et/ou faire disparaître les nodules thyroïdiens, les nombreux protocoles utilisés dans la littérature, la rareté des études prospectives et randomisées, la faiblesse du nombre de cas analysés, ainsi que la grande variation des critères de jugement font que les résultats divergent d'une étude à l'autre.

La conduite pratique que nous proposons est la suivante :

A/ à l'échelle d'une population le traitement du goitre nodulaire est préventif. Cette prévention sera basée sur un certain nombre de règles fondamentales:

1° Renforcer la campagne d'iodation du sel alimentaire+++.

2° Sensibiliser la population

3° Renforcer la médecine scolaire

4° Améliorer le niveau de vie de nos populations.

B/ à l'échelle individuelle : Le traitement hormonal freinateur peut être proposé en l'absence de contre indication cardio-vasculaire ou osseuse, chez certains patients jeunes :

1° Qui présentent une symptomatologie de gêne cervicale.

2° Sujets anxieux demandeurs de traitement, celui-ci permettra de les rassurer et de mieux les fidéliser au suivi.

3° En cas de nodule solide qui augmente de taille après une période d'observation de 6 à 12 mois, le traitement s'il est efficace permettra d'éviter que le nodule n'atteigne une taille telle qu'il devient symptomatique ou que l'indication opératoire s'impose.

L'algorithme suivant résume notre conduite à tenir devant un nodule thyroïdien :

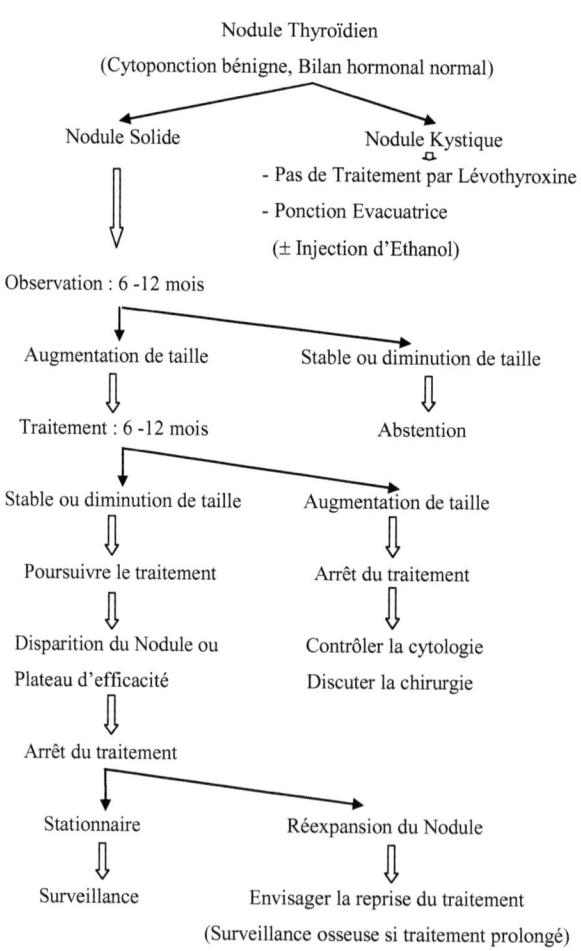

BIBLIOGRAPHIE

1. Lacroix L, Pourcher T, Magnon C, et al. Expression of the apical iodide transporter in human thyroid tissues: a comparison study with other iodide transporters. J Clin Endocrinol Metab 2004;89: 1423–28.

2. Lacroix L, Nocera M, Mian C, et al. Expression of nicotinamide adenine dinucleotide phosphate oxidase flavoprotein DUOX genes and proteins in human papillary and follicular thyroid carcinomas. Thyroid 2001; 11:1017–1023.

3. Visser WE, Friesema EC, Visser TJ. Minireview: thyroid hormone transporters: the knowns and the unknowns. Mol Endocrinol. 2011; 25:1-14.

4. Lazar MA. Thyroid hormone action: a binding contract. J Clin Invest 2003; 112:497-499.

5. Foudil D. Effets de l'hypothyroïdie primaire et de la carence iodée sur le développement pubertaire. Thèse de DESM. Université d'Alger 1993.

6. WHO global database on IDD: http: // www who. Int/ vmnis.

7. Hetzel BS. Iodine Deficiency Disorders (IDD) and their eradication. Lancet 1983: 1126 – 9.

8. Cherfa L. Endémie goitreuse en Algérie. Thèse Med. Alger 1974.

9. Chaouki ML, Maoui R, Benmiloud M. Comparative study of neurological and myxœdématous cretinism associated with severe iodine deficiency. Clin Endocrinol (Oxf), 1988, 28 (4): 399 – 408.

10. Bachtarzi H. Physiopathologie du goitre endémique en Algérie. Thèse de DESM Alger 1979.

11. Boudiba A. Prophylaxie iodée et hyperthyroïdie en zone d'endémie goitreuse. Thèse de DESM Alger 1989.

12. Stanbury JB. Brownell GL, Riggs DS, Perinetti H, Itoiz J, Castillo EBD. Endemic goiter. The adaptation of man to iodine deficiency. Cambridge: Harvard University Press: 1954.

13.Journée nationale d'étude et de sensibilisation sur les troubles dus à la carence iodée (TDCI). INSP Alger 30 Mars 2008.

14.Chaouki ML. Crétinisme endémique en Algérie : fréquence, physiopathologie, prévention et traitement. Thèse de DESM Alger 1986.

15.Marwaha RK, Tandon N, Gupta N, et al. Residual goiter in the post iodization phase: iodine status, thiocyanate exposure and autoimmunity. Clin Endocinol (Oxf). 2003; 59(6) : 672 – 81

16.Chandra AK, Tripathy S, Ghosh D, Debnath A, Mukhopadhyay S. Iodine nutritional status and prevalence of goitre in Sundarban delta of South 24-parganas, west Bengal. Indian J Med Res : 2005,122:419-24.

17.Sidibé EH. Thyroid diseases in sub-saharian Africa. Sante. 2007; 17 (1): 33-9.

18.Aydin K, Kendirci M, Kurtoglus S, Karakucuk EI, Kiris A. Iodine and selenium deficiency in school children in an endemic goiter area in Turkey. J Pediatr Endocrinol Metab 2002; 15 (7): 1027 -31.

19.Koutras DA, Papapetrou PD, Yataganas X, Malamos B. Dietary sources of iodine in areas with and without iodine deficiency goiter. Am J Clin Nutr. 1970 ; 23 (7) : 870-74.

20.Gaitan E, Wahner HW, Carrera P, et al. Endemic goiter in the Cauca valley. Results and limitations of 12 years of iodine prophylaxis. J Clin Endocrinol Metab. 1968 ; 28 : 1730.

21.Knudsen N, Bulow I, Laurberg P, Oversen L, Perrild H, Jorgensen T. Association of tobacco smoking with goiter in a low-iodine intake area. Arch Intern Med 2002; 162 (4): 439 – 43.

22.Kumar A, Klinge CM, Goldstein RE. Estradiol-induced proliferation of papillary and follicular thyroid cancer cells is mediated by estrogen receptors alpha and beta. Int J Oncol. 2010; 36(5):1067-80.

23.Knudsen N, Perrild H, Christiansen E, Rasmussen S, Dige-Petersen H, Jorgensen T, Thyroid structure and size and two-year follow-up of solitary cold thyroid nodules in an unselected population with borderline iodine deficiency. Eur J Endocrinol 2000; 142: 224-30.

24. Vanderpump MP, Tunbridge WM, French JM, Appleton D, Bates D, Clark F et al. The incidence of thyroid disorders in the community : a twenty-year follow-up of the Whickham survey. Clin Endocrinol (Oxf) 1995; 43: 55 - 68.

25. Wuster C, Steger G, Schmelzle A, Gottswinter J, Mine HW, Zeigler R. Increased incidence of euthyroid and hyperthyroid goiter independent of thyrotropin in patients with acromegaly. Hormone and Metabolic Research. 1991; 23: 13101 – 34.

26. Minuto F, Barreca A, DelMonte P, Cariola G, Torre GC, Giordano G. Immunoreactive insulin like growth factor I and IGF-1 binding protein content in human thyroid tissue. J Clin Endocrinol Metab, 1989; 68: 621 – 627.

27. Colin IM, Selvais PL, Rebai T, Maiter DM et al. Expression of the endothelin-1 gene in the rat thyroid gland and changes in its peptide and mRNA levels in goiter formation and iodide-induced involution. Journal of Endocrinology 1994; 143:65-74.

28. Sassolas G, Hafdi-Nejjari Z, Ferraro A, Decaussin-Petrucci M, Rousset B, Borson-Chazot F, and al. Oncogenic alterations in papillary thyroid cancers of young patients. Thyroid. 2012; 22:17-26

29. Nikiforov YE, Nikiforova MN. Molecular genetics and diagnosis of thyroid cancer.Nat Rev Endocrinol. 2011;7(10):569-80

30. Pauzar B, Karner I, Glavas-Obrovac L, Stefanié M, Dmitrovié B.Puglisi F, Cesselli D, Damante G, et al. PAX8-PPARgamma oncogene in follicular thyroid tumors: RT-PCR and immuno- histochemical analyses. Coll Antropol. 2012; 36 Suppl 2:79-82.

31. Matsuse M, Mitsutake N, Tanimura S, Ogi T, Nishihara E, Hirokawa M, and al. Functional characterization of the novel BRAF complex mutation, BRAF (V600delinsYM), identified in papillary thyroid carcinoma. Int J Cancer. 2013; 132(3):738-43

32. Caronia LM, Phay JE, Shah MH. Role of BRAF in thyroid oncogenesis. Clin Cancer Res. 2011 Dec 15;17(24):7511-7

33. Durand S, Ferraro-Peyret C, Joufre M, Chave A, Borson-Chazot F, Selmi-Ruby S, Rousset B. Molecular characteristics of papillary thyroid carcinomas without BRAF mutation or RET/PTC rearrangement: relationship with clinico-pathological features. Endocr Relat Cancer. 2009;16(2):467-81

34. Yin DT, Wang L, Sun J, Yin F, Yan Q, Shen RL, Gao JX, He G. Homozygous deletion but not mutation of exons 5 and 8 of the fragile histidine triad (FHIT) gene is associated with features of differentiated thyroid carcinoma. Ann Clin Lab Sci. 2010;40(3):267-72.

35. Gopinathan L, Ratnacaram CK, Kaldis P. Established and novel Cdk/cyclin complexes regulating the cell cycle and development. Results Probl Cell Differ. 2011;53:365-89

36. Moretti F, Nanni S, Pontecorvi A. Molecular pathogenesis of thyroid nodules and cancer. Baillière's Clinical Endocrinology and Metabolism 2000; 14(4):517-539.

37. Smanik PA, Liv Q, Furminger TL, Ryu K, Xing S, Mazzaferri EL, Jhiang SM. Cloning of the human sodium iodide symporter. Biochemical and Biophysical Research Communications 1996; 226:339-45.

38. Grollman E, Smolar A, Ommaya A, Tombaccini D, Santisban P. Iodine suppression of iodide uptake in FRTL-5 thyroid cells. Endocrinology 1986; 118:2477-82.

39. Eng PH, Cardona GR, Fang SL, Previti M, Alex S, et al. Escape from the acute Wolff-Chaikoff effect is associated with a decrease in thyroid sodium/iodide symporter messenger ribonucleic acid and protein. Endocrinology 1999; 140:3404-10.

40. Jacovelli L, Capobianco L, Salvatore L, Sallesse M, D'Ancona GM, De Blasi A. Thyrotropin activates mitogen-actived protein kinase pathway in FRTL-5 by a c-AMP-dependent protein kinase A-independent mechanism. Molecular Pharmacology 2001; 60:924-33.

41. Costamagna E, Garcia B, Santisteban P. The functional interaction between the paired domain transcription factor Pax8 and Smad 3 is involved in transforming growth factor-beta repression of the sodium/iodide sympoter gene. Journal of Biological Chemistry 2004; 279:3439-46.

42. Riesco-Eizaguirre G, Santisteban P. A perspective view of sodium / iodide symporter research and its clinical implications. Eur J Endocrinology 2006; 155:495-512.

43. Dohan O, De la Vieja A, Paroder V, Riedel C, Artani M, Reed M, and al. The sodium / iodide symporter (NIS): characterisation, regulation, and medical significance. Endocr Rev 2003; 24:48-77.

44. Galrão AL, Sodré AK, Camargo RY, Friguglietti CU, Kulcsar MA, Lima EU, and al. Methylation levels of sodium-iodide symporteur (NIS)promoterin benign and malignant thyroid tumorswith reduced NIS expression. Endocrine 2013;43:225-9

45. Dumont JE, Lamy F, Roger P, Maenhaut C, Physiological and pathological regulation of thyroid cell proliferation and differenciation by thyrotropin and other factors. Physiol Rev 1992; 72:667-97.

46. Abs R, Stevenaert A, Beckers A. Autonomously functioning thyroid nodules in a patient with thyrotropin secreting pituitary adenoma: possible cause-effect relationship. Eur J Endocrinol 1994; 131:355-358.

47. De Marco G, Agretti P, Camilot M, Teofoli F, Tatò L, Vitti P, and al. Functional studies of new TSH receptor (TSHr) mutations identified in patients affected by hypothyroidism or isolated hyperthyrotropinemia. Clin Endocrinol (Oxf). 2009;70:335-8

48. Hintze G, Emrich D, Kobberling J. Treatment of endemic goiter due to iodine deficiency with iodine, Levothyroxine or both: results of a multicentre trial. Eur J Clin Invest 1989; 19:527-534.

49. Westermark K, Karlsson FA, Westermark B. Thyrotropin modulates EGF receptor function in porcine thyroid follicule cells. Mol Cell Endocrinol 1985; 40:17-23.

50. Eggo MC, Bachrach LK, Burrow GN. Interaction of TSH, insulin and insuli-like growth factors in regulating thyroid growth and function. Growth Factors 1990; 2:99-109.

51. Bregengard C, Kirkegaard C, Faber J, Poulsen S, and al. Relationships between serum thyrotropin, serum free thyroxine (T4) and 3,5,3' triodothyronine (T3) and the daily T4 and T3 production rates in euthyroid patients with multinodular goiter. J Clin Endocrinol Metab. 1987; 65:258-261.

52. Rieu M, Bekka S, Sambour B, Berrod JL, Fombeur JP. Prevalence of subclinical hyperthyroidism and relationship between thyroid hormonal status and thyroid ultrasonic parameters in patients with non-toxic nodular goiter. Clin Endocrinol (Oxf) 1993; 39:67-71.

53. Derwahl M, Broecker M, Kraiem Z. Thyrotropin may not be the dominant growth factor in benign and malignant thyroid tumours. J Clin Endocrinol metab 1999; 84:829-34.

54. Roger PP, Taton M, Van Sande J, Dumont JE. Mitogenic effects of thyrotropin and adenosine 3',5' monophosphate on differentiated normal human thyroid cells in vitro. J Clin Endocrinol Metab 1988; 66:1158-65.

55. Roger PP, Demartin S, Dumont JE. Nature of the critical labile event that controls Rb phosphorylation in the cyclic AMP-dependent cell cycle of thyréocytes in primary culture. Exp Cell Res 1999; 252:492-8.

56. Castro I, Lima L, Seoane R, Lado-Abeal J. Identification and functional characterization of two novel activating thyrotropin receptor mutants in toxic follicular adenomas.Thyroid. 2009;19:645-9.

57. Esapa C, Foster S, Johnson S, Jameson JL, Kendall-Taylor P, Harris PE. G protein and thyrotropin receptor mutation in thyroid neoplasia. J Clin Endocrinol metab 1997; 82:493-496.

58. Tonnachera M, Vitti P, Agretti P, Ceccarini G, Perri A, Cavaliere R et al. Functioninig and non functioning thyroid adenomas involve different molecular pathogenetic mechanisms. J Clin Endocrinol metab 1999; 84:4155-58.

59. Bignell GR, Canzian F, Shayeghi M, Stark M, Shugart YY, Biggs P and al. Familial non-toxic multinodular thyroid goiter locus maps to chromosome 14q but does not account for familial nonmedullary thyroid cancer. Am J Hum Genet. 1997; 61:1123-30.

60. Neumann S, Willgerodt H, Ackermann F, Reske A, Jung M, Reis A, Paschke R. Linkage of familial euthyroid goiter to the multinodular goiter-1 locus and exclusion of the candidate genes thyroglobulin, thyroperoxydase, and Na+/I⁻ symporter. J Clin Endocrinol Metab 1999; 84: 3750-56.

61. Capon F, Tacconelli A, Giardina E, Sciacchitano S, Bruno R, Tassi V, et al. Mapping a dominant form of multinodular goiter to chromosome Xp22. Am J Hum Genet 2000; 67:1004-1007.

62. Corral J, Martin C, Perez R, Sanchez I, Mories MT, San Millan JL, et al. Thyroglobulin gene point mutation associated with non endemic simple goitre. Lancet; 1993; 341:462-64.

63. Hishinuma A, Takamatsu J, Ohyama Y, Yokozawa T, Kanno Y, Kuma K, Yoshida S, Matsuura N, Ieiri T. Two novel cysteine substitutions (C1263R and C1995S) of thyroglobulin cause a defect in intracellular transport of thyroglobulin in patients with congenital goiter and the variant type of adenomatous goiter. J Clin Endocrinol Metab 1999; 84:1438-44.

64. Gonzalez-Sarmiento R, Corral J, Morries MT, Corrales JJ, Miguel-Velado E, Miralles-Garcia JM. Monoallelic deletion in the 5' region of the thyroglobulin gene as a cause of sporadic non endemic simple goiter. Thyroid 2001; 11:789-793.

65. Fujiwara H, Tatsumi K, Miki K, Harada T, Okada S, Nose O, Kodama S, Amino N. Recurrent T354P mutation of the Na+/I- symporter in patients with iodide transport defect. J Clin Endocrinol metab 1998; 83:2940-43.

66. Matsuda A, Kosugi S. A homozygous missense mutation of the sodium / iodide symporter gene causing iodide transport defect. J Clin Endocrinol metab 1997; 82:3966-71.

67. Bayer Y, Neumann S, Meyer B, Ruschendorf F, Reske A, Brix TH, Hegedus L, Langer P, Nurnberg P, Paschke R. Genome-wide linkage analysis reveals evidence for four new susceptibility loci for familial euthyroid goiter. J Clin Endocrinol Metab 2004; 89: 4044-52.

68. Studer H, Peter HJ, Gerber H. Natural heterogeneity of thyroid cells: the basis for understanding thyroid function and nodular goiter growth. Endocr Rev 1989; 10:125-135.

69. Stringer BMJ, Wynford-Thomas D, Williams ED. In vitro evidence for an intracellular mechanism limiting the thyroid follicular cell growth response to thyrotropin. Endocrinology 1985; 116:611-5.

70. Smeds S, Peter HJ, Gerber H, Jortso E, Lennquist S, Studer H. Effects of thyroxine on cell proliferation in human multinodular goiter: a study on growth of thyroid tissue transplanted to nude mice. World J Surg 1988; 12:241-245.

71. Smeds S, Peter HJ, Jortso E, Gerber H, Studer H. Naturally occurring clones of cells with high intrinsic proliferation potential within the follicular epithelium of mouse thyroids. Cancer Res, 1987; 47:1646-1651.

72. Studer H, Derwahl M. Mechanisms of nonneoplastic endocrine hyperplasia. A changing concept: A review focused on the thyroid gland. Endocr Rev. 1995;16:411-426

73. Mazzaferri EL. Management of solitary thyroid nodule. N Engl J Med. 1993; 328:553-9.

74. Rojeski MT, Gharib H. Nodular thyroid disease. Evaluation and management. N Engl J Med. 1985;313:428-36

75. Laurberg P, Pedersen IB, Knudsen N, Ovesen L, Andersen S. Environmental iodine intake affects the type of non malignant thyroid disease 2001; 11:457-469.

76. Li M, Liu DR, Qu CY, Zhang PY, Qian QD, Zhang CD, Jia QZ and al. Endemic goiter in central China caused by excessive iodine intake. Lancet. 1987; 2:257-259.

77. Tunbridge WM, Evered DC, Hall R, Appleton D, Brewis M, Clark F, Evans JG, Young E, Bird T, Smith PA. The spectrum of thyroid disease in a community: The Whickham Survey. Clin Endocrinol (Oxf).1977; 7:481-493.

78. Knudsen N, Bulow I, Jorgensen T, Laurberg P, Ovesen L, Perrild H. Goitre prevalence and thyroid abnormalities at ultrasonography: a comparative epidemiological study in two regions with slightly different iodine status. Clin Endocrinol (Oxf) 2000; 53: 479-485.

79. Brander A, Viikinkoski P, Nickels J, Kivisaari L. Thyroid gland: US Screening in a random adult population. Radiology 1991; 181:683-687.

80. Tan GH, Gharib H. Thyroid incidentalomas: management approaches to non palpable nodules discovered incidentally on thyroid imaging. Ann Intern Med 1997;126: 226-231.

81. Wang C, Crapo LM. The epidemiology of thyroid disease and implications for screening. Endocrinol Metab Clin North Am. 1997; 26:189-218

82. Mortensen JD, Woollner LB, Bennett WA. Gross and microscopic finding in clinically nomal thyroid glands. J Clin Endocrinol Metab 1955; 15:1270-1280.

83. Ross DS. Non palpable thyroid nodules: managing an epidemic. J Clin Endocrinol Metab. 2002; 87:1938-40.

84. Tan GH, Gharib H, Reading CC. Solitary thyroid nodule, comparison between palpation and ultrasonography. Arch Intern Med 1995; 155:2418-23.

85. Vander JB, Gaston EA, Dawber TR. The significance of non toxic thyroid nodules. Final report of a 15 year study of the incidence of thyroid malignancy. Ann Intern Med 1968; 69:537-40.

86. Berghout A, Wiersinga WM, Smits NJ, Touber JL. Interrelationships between age, thyroid volume, thyroid nodularity and thyroid function in patients with sporadic non toxic goiter. Am J. Med 1990; 89:602-608.

87. Alexander EK, Hurwitz S, Heering JP, Benson CB, Frates MC and al. Natural history of benign solid and cystic thyroid nodules. Ann Intern Med. 2003; 138:315-318.

88. Brander AE, Viikinkoski VP, Nickels JI, Kivisaari LM. Importance of thyroid abnormalities detected at US Screening: a 5 year follow-up. Radiology 2000; 215:801-6.

89. Wallace C, Siminoski K. The Pemberton sign. Ann Intern Med 1996; 125:568-569.

90. Kadhim AL, Sheahan P, Timon C. Management of lifethreatening airway obstruction caused by benign thyroid disease.J Laryngol Otol. 2006;120:1038-41.

91. Gittoes NJ, Miller MR, Daykin J, Sheppard MC, Franklyn JA. Upper airways obstruction in 153 consecutive patients presenting with thyroid enlargement. Br Med J 1996; 312:484.

92. Anders HJ. Compression syndromes caused by substernal goiters. Postgrad Med J. 1998; 74:327-329.

93. Assessment of iodine deficiency disorders and monitoring their elimination: a guide for programme managers.- OMS 3rd edition 2007

94. Mariotti S, Caturegli P, Piccolo P, Barbesino G, Pinchera A. Antithyroid peroxydase autoantibodies in thyroid disease. J Clin Endocrinol Metab 1990; 71:661-9.

95. Cohen R, Compos JM, Salaun C, et al (Groupe d'étude des tumeurs a calcitonine GETC). Preoperative calcitonin levels are predictive of tumor size and post operative calcitonin normalisation in medullary thyroid carcinoma. J Clin Endocrinol Metab 2000; 85:919-922.

96. Herrmann BL, Schmid KW, Goerges R, Kemen M, Mann K. Calcitonin screening and pentagastrin testing: predictive value for the diagnosis of medullary carcinoma in nodular thyroid disease. Eur J Endocrinol. 2010;162:1141-5

97. Frates MC, Benson CB, Charbonneau JW et al. Management of thyroid nodules detected at US: Society of radiologists in ultrasound consensus conference statement. Radiology 2005; 237:794-800.

98. Barrere X, Valeix P, Preziosi P, Bensimon M, Pelletier B, Galan P, et al. Determinants of thyroid volume in healthy French adults participating in the SU.VI.MAX cohort. Clin Endocrinol (oxf). 2000; 52: 273-8.

99. Knudsen N, Bols B, Bulow I, Jorgensen T, Perrild H, Ovesen L, Laurberg P. Validation of ultrasonography of the thyroid gland for epidemiological purposes. Thyroid 1999; 9:1069-1074.

100. Koike E, Noguchi S, Yamashita H, et al. Ultrasonographic characteristics of thyroid nodules: Prediction of malignancy. Arch Surg 2001; 136:334-7.

101. Guth S, Theune U, Aberle J, Galach A, Bamberger CM. Very high prevalence of thyroid nodules detected by high frequency (13 MHz) ultrasound examination. Eur J Clin Invest. 2009;39:699-706.

102. Wanet PM, Sand A, Abramovici J. Physical and clinical evaluation of high resolution thyroid pinhole tomography. J Nucl Med 1996; 37:2017-20.

103. Martin HE, Ellis EB. Biopsy by needle puncture and aspiration. Ann Surg. 1930; 92:169-181.

104. Hales MS, Hsu FS. Needle tract implantation of papillary carcinoma of the thyroid following aspiration biopsy. Acta Cytol 1990; 34:801-804.

105. Tublin ME, Martin JA, Rollin LJ, Pealer K, Kurs-Lasky M, Ohori NP. Ultrasound-guided fine-needle aspiration versus fine-needle capillary sampling biopsy of thyroid nodules: does technique matter? J Ultrasound Med. 2007;26:1697-701

106. Caruso D, Mazzaferri EL. Fine needle aspiration biopsy in the management of thyroid nodules. Endocrinologist. 1991; 1:194-202.

107. Mac Donald L, Yazdi HM. Non diagnostic fine needle aspiration biopsy of the thyroid gland: a diagnostic dilemma. Acta Cytol. 1996; 40:423-428.

108. Gharib H. Fine needle aspiration biopsy of thyroid nodules: advantages, limitations and effect. Mayo Clin Proc 1994; 69:44-49.

109. Cibas ES, Alexander EK, Benson CB, de Augustin PP, Doherty GM, Faquin WC, Middleton WD, Miller T, Raab SS, White ML, Mandel SJ. Indications for thyroid FNA and FNA pre-requirements : a synopsis of the NCI thyroid FNA state of the science conference . Diagnosis Cytopathol 2008;6:390-9.

110. Castro MR, Gharib H. Thyroid fine-needle aspiration biopsy: progress, practice and pitfalls. Endocr Pract. 2003;9:128-136.

111. Christensen L, Blichert-Toft M, Brandt M, Lange M, Bjerregaard SS, Ravnsbaek J, et al. Thyroperoxydase (TPO) immunostaining of the solitary cold thyroid nodule. Clin Endocrinol (Oxf). 2000;53:161

112. Mills LJ, Poller DN, Yiangou C. Galectin-3 is not useful in thyroid FNA. Cytopathology 2005; 16:132-138.

113. Bonnema SJ, Bennedbaek FN, Wiersinga WM, Hegedus L. Management of the non-toxic multinodular goiter: a European questionnaire study. Clin Endocrinol (Oxf). 2000; 53:5-12.

114. Bonnema SJ, Bennedbaek FN, Ladenson PW, Hegedus L. Management of the non-toxic multinodular goiter : a North American survey. J Clin Endocrinol Metab 2002; 87:112-117.

115. Merke F. The History and Iconography of Endemic Goiter and Cretinism. MTP Press, Lancaster 1984.

116. Benmiloud M, Chaouki ML et al. Oral iodized oil for correcting iodine deficiency: optimal dosing and outcome indicator selection. J Clin Endocrinol Metab: 1994; 79: 20 – 4.

117. Zhao J, Xu F, Zhang Q et al. Randomized Clinical trial comparing different iodine interventions in school children. Public Health Nutr 1999; 2: 173 – 8.

118. Zimmermann MB, Hess SY, Adou P, Teresanni T, Wegmüller R, Hurrell RF. Thyroid size and goiter prevalence after introduction of iodized salt : a 5 year prospective study in school children in cote d'Ivoire. Am J Clin Nutr. 2003; 77: 663 – 7.

119. Eltom M, Karlsson FA, Kamal AM, Dahlberg PA. The effectiveness of oral iodized oil in the treatment and prophylaxis of endemic goiter. J Clin Endocrinol Metab 1985; 61: 1112 – 1117.

120. Phillips DIW, Osmond C. Iodine supplementation with oral or intramuscular iodized oil. A two-year follow up of a comparative trial. Int J Epidemiol 1989; 18: 907 – 910.

121. Jooste PL, Weight MJ, Lombard CJ. Short-term effectiveness of mandatory iodization of table salt at an elevated iodine concentration, on the iodine and goiter status of school children with endemic goiter. Am J Clin Nutr 2000; 71: 75 – 80.

122. Harach HR, Williams ED. Thyroid cancer and thyroiditis in the goitrous region of Salta, Argentina, before and after iodine prophylaxis. Clin Endocrinol (Oxf). 1995; 43:701-706.

123. Astwood EB, Cassidy C, Aurbach GD. Treatment of goiter and thyroid nodules with thyroid hormones. JAMA. 1960; 174:459-64.

124. Papini E, Petrucci L, Guglielmi R, Panunzi C, Rinaldi R, Bacci V et al. Long term changes in nodular goiter: A 5 year prospective randomized trial of Levothyroxine suppressive therapy for benign cold thyroid nodules. J Clin Endocrinol Metab. 1998; 83:780-783.

125. Wemeau JL, Caron P, Schvartz C, Schlienger JL, Orgiazzi J, Cousty C, Vlaeminck-Guillem V. Effect of thyroid stimulating hormone suppression with Levothyroxine in reducing the volume of solitary thyroid nodules and improving extranodular non palpable changes : A randomized, double-blind, placebo controlled Trial by the French Thyroid Research Group. J Clin Endocrinol Metab, 2002;87:4928-34

126. Badillo J, Shimaoka K, Lessmann EM, Marchetta FC, Sokal JE. Treatment of non-toxic goiter with Sodium Liothyronine. A double blind study. JAMA. 1963; 184:151-158.

127. Morita T, Tamai H, Oshima A, et al. Changes in serum thyroid hormones, thyrotropin and thyroglobulin concentrations during thyroxin therapy in patients with solitary thyroid nodules. J Clin Endocrinol. Metab. 1989; 69: 227-30.

128. Kuo SW, Hu Ca, Pei D, Ni KB, Shian LR. Efficacy of thyroxine suppressive therapy and its relation to serum thyroglobulin levels in solitary non-toxic thyroid nodules. J Formos Med Assoc. 1993; 92:55-60.

129. Celani MF, Mariani M, Mariani G. On the usefulness of Levothyroxine suppressive therapy in the medical treatment of benign solitary, solid or predominantly solid, thyroid nodules. Acta Endocrinol 1990; 123:603-608.

130. Lima N, Knobel M, Cavaliere H, et al. Levothyroxine suppressive therapy is partially effective in treating patients with benign solid thyroid nodules and multinodular goiter. Thyroid, 1997; 7:691-697.

131. La Rosa GL, Lupo L, Giuffrida D, Gullo D, Vigneri R, Belfiore A. Levothyroxine and potassium iodide are both effective in treating benign solitary solid cold nodules of the thyroid. Ann Intern Med. 1995; 122:1-8.

132. Diacinti D, Salabe GB, Olivieri A, D'Erasmo E, Tomei E, Lotz-Salabe H, et al. Efficacy of L-thyroxine therapy on the volume of the thyroid gland and nodules in patients with euthyroid nodular goiter. Minerva Med. 1992; 83: 745-51.

133. Berghout A, Wiersinga W, Drexhage H, Smits N, Touber J. Comparison of placebo with L-Thyroxine alone or with carbimazole for treatment of sporadic non-toxic goiter. Lancet. 1990; 336; 193-7.

134. Gharib H, James EM, Charboneau JW, Naessens JM, Offord KP, Gorman CA. Suppressive therapy with Levothyroxine for solitary thyroid nodules. A double blind controlled clinical study. N Engl J Med. 1987; 317:70-5.

135. Zelmanovitz F, Genro S, Gross JL. Suppressive therapy with Levothyroxine for solitary thyroid nodules: A double-blind controlled clinical study and cumulative meta-analysis. J Clin Endocrinol Metab. 1998; 83: 3881 – 3885.

136. Mainini E, Martinelli I, Morandi G, Villa S, Stefani I, Mazzi C. Levothyroxine suppressive therapy for solitary thyroid nodules. J Endocrinol Invest. 1995; 18: 796-799.

137. Larijani B, Pajouhi M, Bastanhagh M, Sadjadi A, Sedighi N, Eshraghian M. Evaluation of suppressive therapy for cold thyroid nodules with Levothyroxine: double blind placebo-controlled clinical trial. Endocr Pract. 1999; 5:251-256.

138. Cheung P, Lee J, Boey J. Thyroxine suppressive therapy of benign solitary thyroid nodules: a prospective randomized study. World J Surg. 1989; 13:818-821.

139. Reverter J, Lucas A, Salinas I, Audi L, Foz M, Sanmarti A. Supressive therapy with Levothyroxine for solitary thyroid nodules. Clin Endocrinol (Oxf) 1992; 36:25-28.

140. Vulpoi C, Zbranca E, Mogos V, Preda C, Galesanu C, Ungureanu MC, Ciobanu DG, Branisteanu DD. Thyroxine therapy in benign thyroid nodules. Rev Med Chir Soc Med Nat Iasi. 2001; 105:95-100.

141. Country data on proportion of households using iodized salt based on UNICEF global database: http: // www. UNICEF. Org/sowc07/statistics.

142. La Rosa GL, Ippolito AM, Lupo L, Carcabene G, Santonocito MG, Vigneri R, et al. Cold thyroid nodule reduction with L-Thyroxine can be predicted by initial nodule volume and cytological characteristics. J Clin Endocrinol Metab. 1996; 81:4385-7.

143. Kuma K, Matsuzuka F, Kobayashi A, Hirai K, Morita S, Miyauchi A, Katayama S, Sugawara M. Outcome of long standing solitary thyroid nodules. World J Surg.1992; 16:583-587.

144. Alexander EK, Hurwitz S, Heering JP, Benson CB, Frates MC and al. Natural history of benign solid and cystic thyroid nodules. Ann Intern Med. 2003; 138:315-318.

145. Vermiglio F, Lo Presti VP, Violi MA, et al. Changes in both size and cytological features of thyroid nodules after Levothyroxine therapy. Clin Endocrinol. 2003; 59:347-353.

146. Castro MR, Caraballo PJ, Morris JC. Effectiveness of thyroid hormone suppressive therapy in benign solitary thyroid nodules: A Meta-Analysis. J Clin Endocrinol Metab. 2002; 87: 4154-59.

147. Richter B, Neises G, Clar C, Phil D. Pharmacotherapy for thyroid nodules A systematic review and meta-analysis. Endocrinol Metab Clin N Am. 2002; 31: 699-722.

148. Sawin CT, Geller A, Wolf PA, Belanger AJ, Baker E, Bacharach P, et al. Low serum thyrotropin concentrations as a risk factor for atrial fibrillation in older persons. N Eng J Med. 1994;331:1249-52.

149. Auer J, Scheibner P, Mische Y, Langsteger W, Eber O, Eber B. Subclinical hyperthyroidism as a risk factor for atrial fibrillation. Am Heart Journal 2001; 142:838-42.

150. Sangster JK, Panciera DL, Abbott JA. Cardiovascular effects of thyroid disease. Compend Contin Educ Vet. 2012; 35 (7):E5

151. Biondi B, Fazio S, Carella C, et al. Cardiac effects of long term thyrotropin suppressive therapy with Levothyroxine. J Clin Endocrinol Metab 1993; 77:334-338.

152. Ching GW, Franklin JA, Stallard TJ, Daykin J, Sheppard MC, Gammage MD. Cardiac hypertrophy as a result of long term thyroxine therapy and thyrotoxicosis. Heart. 1996; 75:363-68.

153. Saito I, Saruta T. Hypertension in thyroid disorders. Endocrinol Metab Clin North Am. 1994; 23:379-86.

154. Ross DS. Hyperthyroidism, thyroid hormone therapy and bone. Thyroid 1994; 4:319-26.

155. Ross DS, Neer RM, Ridgway EC, Daniels GH. Subclinical hyperthyroidism and reduced bone density as a possible result of prolonged suppression of the pituitary-thyroid axis with L-Thyroxine. Am J Med. 1987; 82:1167-1170.

156. Baqi L, Payer J, Killinger Z, Hruzikova P, Cierny D, Susienkova K, Langer P. Thyrotropin versus thyroid hormone in regulating bone density and turnover in premenopausal womenEndocr Regul. 2010 ; 44:57-63.

157. Franklyn JA, Betteridge, Daykin J, Holder R, Oates GD, Parle JV, Lilley J, Heath DA, Sheppard MC. Long term thyroxine treatment and bone mineral density. Lancet. 1992; 340:9-13.

158. Hanna FW, Pettit RJ, Ammari F, Evans WD, Sandeman D, Lazarus JH. Effect of replacement doses of thyroxine on bone mineral density. Clin Endocrinol 1998;48:229-34

159. Faber J, Galloe AM. Changes in bone mass during prolonged subclinical hyperthyroidism due to L-Thyroxine treatment: a meta-analysis. Eur J Endocrinol 1994; 130:350-56.

160. Uzzan B, Campos J, Cucherat M, Nony P, Boissel JP, Perret GY. Effects on bone mass of long term treatment with thyroid hormones a meta-analysis. J Clin Endocrinol Metab 1996;81:4278-89

161. Flynn RW, Bonellie SR, Jung RT, MacDonald TM, Morris AD, Leese GP. Serum thyroid-stimulating hormone concentration and morbidity from cardiovasculardisease and fractures in patients on long-term thyroxine therapy.J Clin Endocrinol Metab.2010;95:186-93.

162. La Vignera S, Vicari E, Tumino S, Ciotta L, Condorelli R, Vicari LO, Calogero AE. L-thyroxin treatment and post-menopausal osteoporosis : relevance of the risk profile present in clinical history. Minerva Ginecol. 2008; 60:475-84.

163. Kalmijn S, Mehta KM, Pols HA, Hofman A, Drexhage HA, Breteler MM. Subclinical hyperthyroidism and the risk of dementia. The Rotterdam study. Clin Endocrinol 2000; 53:733-37.

164. AACE / AME Task force on thyroid nodules. Medical guidelines for clinical practice for the diagnosis and management of thyroid nodules. End Pract 2006; 12:63-102.

165. Wadstrom C, Zedenius J, Guinea A, Reeve T, Delbridge L. Multinodular goitre presenting as a clinical single nodule: how effective is hemithyroidectomy ? Aust N Z J Surg 1999;69:34-36.

166. Hegedus L, Nygaard B, Hansen JM. Is routine thyroxine treatment to hinder post operative recurrence of non toxic goiter justified? J Clin Endocinol Metab 1999; 84:756-60.

167. Krouse RS, Mc Carty T, Weiss LM , Wagnan LD. Post operative suppressive therapy for thyroid adenomas. Am Surg 2000; 66:751-55.

168. Wesche MF, Tiel-Van Buul MM, Lips P, Smits NJ, Wiersinga WM. A randomized trial comparing levothyroxine with radioactive iodine in the treatment of sporadic non toxic goiter. J Clin Endocrinol Metab 2001; 86:998-1005.

169. Hegedus L, Hansen BM, Knudsen N, Hansen JM. Reduction of size of thyroid with radioactive iodine in multinodular non toxic goiter. Br Med J 1988; 297:661-62.

170. Kaniuka S, Lass P, Sworczak K. Radioiodine an attractive alternative to surgery in large non-toxic multinodular goiters. Nucl Med Rev Cent East Eur. 2009;12:23-9

171. Bachmann J, Kobe C, Bor S, Rahlff I, Dietlein M, Schicha H, Schmidt M. Radioiodine therapy for thyroid volume reduction of large goiters. Nucl Med Commun. 2009;30:466-71

172. Bonnema SJ, Nielsen VE, Boel-Jørgensen H, Grupe P, Andersen PB, Bastholt L, Hegedüs L. Recombinant human thyrotropin-stimulated radioiodine therapy of large nodular goiters facilitates tracheal decompression and improves inspiration. J Clin Endocrinol Metab. 2008;93:3981-4

173. Papini E, Pacella CM, Verde G. Percutaneous ethanol injection (PEI): what is its role in the treatment of benign thyroid nodules? Thyroid 1995; 5:147-50.

174. Kim YJ, Baek JH, Ha EJ, Lim HK, Lee JH, Sung JY, and al. Cystic versus predominantly cystic thyroid nodules: efficacy of ethanol ablation and analysis of related factors. Eur Radiol. 2012; 22:1573-8.

175. Nirchio V, Nirchio F, Crocetti U, Tizzani P, Trischitta V, Zingrillo M. Cold benign thyroid nodule volume reduction predictability after percutaneous ethanol injection. Acta Cytol. 2009; 53:292-6.

176. Valcavi R, Riganti F, Bertani A, Formisano D, Pacella CM. Percutaneous laser ablation of cold benign thyroid nodules: a 3-year follow-up study in 122 patients. Thyroid. 2010; 20:1253-61.

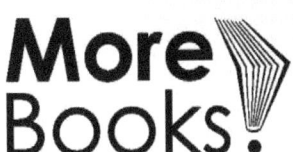

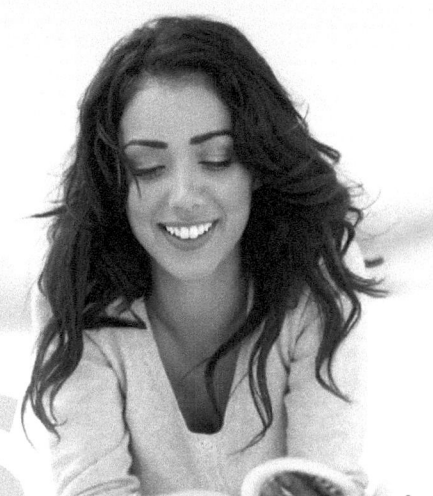

Oui, je veux morebooks!

i want morebooks!

Buy your books fast and straightforward online - at one of the world's fastest growing online book stores! Environmentally sound due to Print-on-Demand technologies.

Buy your books online at
www.get-morebooks.com

Achetez vos livres en ligne, vite et bien, sur l'une des librairies en ligne les plus performantes au monde!
En protégeant nos ressources et notre environnement grâce à l'impression à la demande.

La librairie en ligne pour acheter plus vite
www.morebooks.fr

OmniScriptum Marketing DEU GmbH
Heinrich-Böcking-Str. 6-8
D - 66121 Saarbrücken
Telefax: +49 681 93 81 567-9

info@omniscriptum.de
www.omniscriptum.de

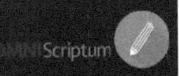

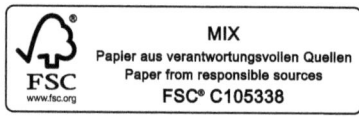

Printed by Books on Demand GmbH, Norderstedt / Germany